Apport de l'échographie dans la tuberculose ganglionnaire cervicale

Yousra Mejri

Apport de l'échographie dans la tuberculose ganglionnaire cervicale

Diagnostic et suivi

Presses Académiques Francophones

Impressum / Mentions légales

Bibliografische Information der Deutschen Nationalbibliothek: Die Deutsche Nationalbibliothek verzeichnet diese Publikation in der Deutschen Nationalbibliografie; detaillierte bibliografische Daten sind im Internet über http://dnb.d-nb.de abrufbar.

Information bibliographique publiée par la Deutsche Nationalbibliothek: La Deutsche Nationalbibliothek inscrit cette publication à la Deutsche Nationalbibliografie; des données bibliographiques détaillées sont disponibles sur internet à l'adresse http://dnb.d-nb.de.

Coverbild / Photo de couverture: www.ingimage.com

Verlag / Editeur:
Presses Académiques Francophones
ist ein Imprint der / est une marque déposée de
OmniScriptum GmbH & Co. KG
Heinrich-Böcking-Str. 6-8, 66121 Saarbrücken, Deutschland / Allemagne
Email: info@presses-academiques.com

Herstellung: siehe letzte Seite /
Impression: voir la dernière page
ISBN: 978-3-8416-3240-1

Zugl. / Agréé par: Tunis, Faculté de Médecine de Tunis, 2013

DEDICACES ET REMERCIEMENTS

<u>A mon maître et présidente de jury</u> Madame le Professeur **Fatma TRITAR CHERIF,** *Chef de service de pneumologie pavillon C, Hôpital Abderrahmen Mami, Ariana*

Vous m'avez fait le grand honneur de me confier ce travail et d'accepter la présidence de mon jury de thèse.

<u>A mes maîtres et membres de jury de thèse</u> :

Madame Le Professeur **Khaoula BEN MILED M'RAD,** *Chef de service de radiologie, Hôpital Abderrahmen Mami, Ariana*

Monsieur Le Professeur **Mohamed Ridha CHARFI,** *Chef de service de pneumologie, Hôpital FSI, La Marsa*

Madame Le Professeur **Chiraz CHAOUCH-M'BAREK,** *Chef de service d'oto-rhino-laryngologie, Hôpital Habib Thameur*

Madame Le Professeur agrégé **Leila EL FEKIH-NAANAA,** *Service de pneumologie division Ibn Nafiss, Hôpital Abderrahmen Mami, Ariana*

Vous m'avez fait le grand honneur d'accepter de juger ce travail. Que cette thèse soit l'expression de mon profond respect, mon immense estime et mes vifs remerciements.

<u>A mon maître et directrice de thèse</u> **Docteur Hafaoua DAGHFOUS,** *Service de pneumologie pavillon C, Hôpital Abderrahmen Mami, Ariana*

Vous m'avez assistée et aidée tout au long de ce travail que vous avez dirigé avec beaucoup de patience et de rigueur. Veuillez trouver dans cette thèse l'expression de mon grand respect.

Je remercie également tout le personnel des services de pneumologie pavillon C et de radiologie de l'Hôpital Abderrahmen Mami Ariana qui m'a accordé du temps en dépit de leur charge de travail sans lequel cette thèse n'aurait pas été possible.

Mes remerciements et mes pensées vont à toute ma famille, et plus spécialement à mes parents et mes deux sœurs Olfa et Soumaya pour leur accompagnement et leur patience au cours de ces années.

J'adresse mes vifs remerciements à tous mes amis(es) pour leurs encouragements et leur soutien en particulier Arbi, Habib, Mehdi, Wassim, Lynda , Skander et Elias.

Je dédie cette thèse à mes parents.

Liste des abréviations

TB	Tuberculose
VIH	Virus d'immunodéficience humaine
ADP	Adénopathie
Anti-TB	Anti-tuberculeux
ATCD	Antécédents
BCG	Bacille de Calmette et Guérin
IDR	Intra-dermo réaction
ORL	Oto-rhino-laryngologie
BAAR	Bacilles acido-alcoolo-résistants
ED	Examen direct
GGT	Gamma Glutamyl Transféryl
TP	Temps de prothrombine
TCK	Temps de Céphaline Kaolin
JC	Jugulo-carotidienne
SAM	Sous angulo-maxillaire
SP	Spinale
SC	Sus-claviculaire
Hyper	Hypoéchogène à centre hyperéchogène
Hétéro	Hypoéchogène hétérogène
Homo	Hypoéchogène homogène
Nécro	Nécrosée
Calci	Calcifiée
Fistul	Fistulisée
TDM	Tomodensitométrie
PNLT	Programme National de Lutte contre la Tuberculose
H	Isoniazide
R	Rifampicine
Z	Piazoline
S	Streptomycine
E	Ethambutol
ADF	Association de drogues fixes

DDB	Dilatation de bronches
UGD	Ulcère gastro-duodénal
HTA	Hypertension artérielle
PA	Paquets Années
TEP	Tuberculose extra-pulmonaire
DSSB	Direction de soins de santé de bases
AEG	Altération de l'état général
KBP	Cancer broncho-pulmonaire
SIDA	Syndrome d'immunodéficience acquise

LISTE DES TABLEAUX

LISTE DES FIGURES

TABLE DES MATIERES

INTRODUCTION

La tuberculose (TB) est un réel problème de santé publique dans le monde malgré les progrès thérapeutiques et préventifs (1). Son incidence est en perpétuel augmentation surtout avec la recrudescence de l'infection par le VIH (2).

La tuberculose ganglionnaire, occupe le 1er rang de l'ensemble des localisations extra-pulmonaires et représente 48,9% des formes extra-pulmonaires (3, 4, 5). La localisation cervicale est la plus fréquente (6). Le diagnostic de tuberculose ganglionnaire est d'autant plus facile qu'il s'agit de forme cervicale qu'elle soit isolée ou associée à une atteinte médiastinale ou abdominale (7).

La place de l'échographie cervicale, qui est un examen non invasif et reproductible, dans le diagnostic positif et dans l'évolution de la maladie n'est pas bien définie. La plupart des études ont souligné l'apport de l'échographie dans la différenciation entre processus malin et processus bénin et plus particulièrement infectieux (8).

Dans le bilan initial de la maladie tuberculeuse, l'échographie permet d'établir une cartographie initiale des adénopathies (ADP) et de préciser les différents aspects échographiques évocateurs de tuberculose (7).
La place de l'échographie dans le suivi de la maladie est très discutée et ne répond à aucun consensus (7, 9).

Le but de notre étude est :

- d'analyser les aspects cliniques et échographiques de la TB ganglionnaire

- d'étudier l'évolution clinique des ADP cervicales sous traitement anti-TB et de la comparer à l'évolution échographique.

2

METHODES

I- PATIENTS

Il s'agit d'une étude prospective en simple aveugle menée au service de pneumologie pavillon C et au service de radiologie de l'hôpital Abderrahmen El Mami Ariana durant la période allant de janvier 2000 à décembre 2011 chez les patients pris en charge pour TB ganglionnaire cervicale.

I-1- Critères d'inclusion

Ont été inclus dans notre étude :

1- les patients présentant une TB ganglionnaire confirmée par étude anatomopathologique ou cytologique avec mise en évidence du granulome tuberculoïde avec ou sans nécrose caséeuse ou par la mise en évidence du *Mycobactérium Tuberculosis* (Bacille de Koch) ou *Bovis* (cyto-ponction et/ou biopsie ganglionnaire),

2- les patients traités pour TB ganglionnaire non confirmée. Chez ces patients, le diagnostic a été retenu sur des arguments anamnestiques :
   - antécédents (ATCD) personnels ou familiaux de TB
   - absence de vaccination par le Bacille de Calmette et Guérin (BCG)
   - les signes cliniques évocateurs de TB
   - la positivité de l'intradermo-réaction (IDR) à la tuberculine (IDR≥10 mm)
   - l'existence d'autres localisations de la TB (pulmonaire, pleurale, ORL, digestive, osseuse,...) et confirmées par la bactériologie et/ou l'examen anatomopathologique.

I-2- Critères d'exclusion

Ont été exclus de l'étude :

1- les patients traités pour TB ganglionnaire mais perdus de vue à leur sortie de l'hôpital ou au cours des deux premiers mois de traitement.
2- les patients qui n'ont pas eu de contrôle échographique selon le protocole prédéfini (au moins deux échographies faites).

4

II- METHODES

II-1- Bilan initial de la tuberculose

a- Examen clinique

Tous les patients ont eu :

- un interrogatoire précisant :
  - ✓ l'âge et le sexe
  - ✓ la profession
  - ✓ la consommation de lait cru
  - ✓ le tabagisme, l'éthylisme, la toxicomanie, le séjour en milieu carcéral, le séjour à l'étranger
  - ✓ les comorbidités, le statut immunitaire
  - ✓ le délai entre l'apparition des symptômes et la première consultation
  - ✓ les signes fonctionnels associés
  - ✓ la date d'apparition des ADP, leur topographie, leur siège initial et l'évolution avant la confirmation diagnostique

- un examen physique qui a relevé :
  - ✓ la taille et le poids
  - ✓ les caractéristiques sémiologiques des ADP : topographie, siège, consistance, fistulisation et inflammation cutanée.
  - ✓ les signes associés (masses pariétales, anomalies à l'auscultation, syndrome pleurétique, signes neurologiques, etc.)

b- Examens complémentaires

Tous les patients ont eu:

- une radiographie du thorax de face
- 2 recherches de Bacilles acido-alcoolo-résistants (BAAR) dans les crachats à l'examen direct (ED) et à la culture, 2 jours de suite
- un bilan biologique : numération formule sanguine, vitesse de sédimentation, urée, C- Réactive Protéine, créatinine, transaminases, phosphatase alcaline, GGT, temps de prothrombine (TP) et temps de céphaline kaolin (TCK).

- une échographie cervicale précisant:
    - o la topographie des ADP (jugulo-carotidienne : JC, sous angulo-maxillaire : SAM, spinale : SP et/ou sus-claviculaire : SC)
    - o le siège des ADP : unilatéral ou bilatéral
    - o la forme des ADP: ovale et/ou ronde
    - o l'écho-structure des ADP : hypoéchogène à centre hyperéchogène (hyper), hypoéchogène homogène (homo), hypoéchogène hétérogène (hétéro), nécrosée (nécro), calcifiée (calci) et/ou fistulisée (fistul).

- Une tomodensitométrie (TDM) thoraco-abdominale en cas d'anomalies à la radiographie du thorax.

Les résultats de l'échographie cervicale pratiquée avant de démarrer le traitement antituberculeux sont récupérés par le clinicien.

c- Schéma thérapeutique

Le traitement prescrit, selon les recommandations du programme national de lutte antituberculeuse (PNLT) a associé durant la période de :

- janvier 2000 à juillet 2007 : 4 antituberculeux (anti-TB) : Isoniazide (H), Rifampicine (R), Pyrazinamide (Z) et Streptomycine (S) x 2 mois, puis une bithérapie à base de H et de R pendant 6 mois (2 HRZS/ 6HR).

- juillet 2007 à juillet 2009 : 4 antituberculeux : H+ R+ Z et Ethambutol (E) x 2 mois, puis une bithérapie à base de HR pendant 6 mois (2 HRZE/ 6HR).

- juillet 2009 à décembre 2011 : association de drogues fixes (ADF) : HRZE pendant 2 mois puis HR pendant 6 mois (2 HRZE/ 6HR).

II-2- Suivi sous traitement anti-TB

Sous traitement anti-TB, les patients ont été suivis à 2 mois, 4 mois, 6 mois, à l'arrêt du traitement (8 mois, 9 mois, 10 mois, 11 mois ou 12 mois) et après arrêt du traitement (6 mois et 12 mois). A chaque visite de contrôle,

6

1- l'examen physique a précisé :

- la topographie des ADP (JC, SAM, SP et/ou SC)
- le siège de l'atteinte ganglionnaire (bilatéral ou unilatéral)
- la consistance des ADP (ferme, molle et/ou dure)
- la fistulisation et l'inflammation cutanée
- l'apparition d'autres localisations ganglionnaires.

2- l'échographie cervicale a précisé :

- la topographie, le siège, la forme et l'échostructure des ADP
- l'apparition de nouveaux groupes ganglionnaires.

Les résultats des échographies cervicales pratiquées au cours du traitement et après arrêt du traitement anti-TB sont archivés par le radiologue jusqu'à l'analyse et l'exploitation finale des résultats.

II-3- Critères de guérison

Les critères de guérison se sont basés sur l'évolution clinique :

- signes fonctionnels et généraux
- signes physiques avec disparition des ADP
- cicatrisation de la fistule
- diminution nette de la taille des ADP (ganglions infra-centimétriques)
- la durée minimale du traitement selon les recommandations du PNLT était de 8 mois et prolongée à 9 mois ou jusqu'à 12 mois si apparition d'autres ADP ou de fistulisation.

Tous les éléments cliniques, radiologiques, thérapeutiques et évolutifs ont été recueillis et consignés sur une fiche pré-établie (Annexe).

III- RECUEIL DES DONNEES

Les données recueillies ont été saisies et traitées par le logiciel SPSS version 17.0 et Excel Windows 2007.

Cette étude présente deux niveaux d'analyse:

- le premier se rapporte au nombre total de patients ayant des adénopathies;

- le second se réfère au nombre total d'adénopathies présents.

RESULTATS

Cinquante deux cas de TB ganglionnaire ont été pris en charge durant la période de l'étude.

Huit patients ont été exclus de l'étude : 3 patients ont été perdus de vue à leur sortie de l'hôpital et 5 patients n'ont pas suivi le protocole prédéfini.

Ainsi, 44 patients ont été inclus dans cette étude.

I - CARACTERISTIQUES DERMOGRAPHIQUES DE LA POPULATION ETUDIEE

I-1- Age et sexe

L'âge moyen des patients est de 37,7 ans avec des extrêmes allant de 13 à 72 ans. Plus de la moitié (68,2%) de nos patients sont âgés entre 20 et 49 ans (Figure n°1).

Les ¾ des patients sont de sexe masculin avec un sexe ratio égal à 3 (Figure n°2).

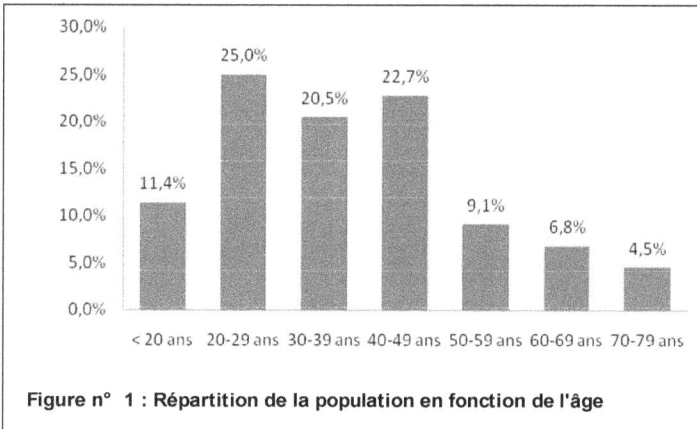

Figure n° 1 : Répartition de la population en fonction de l'âge

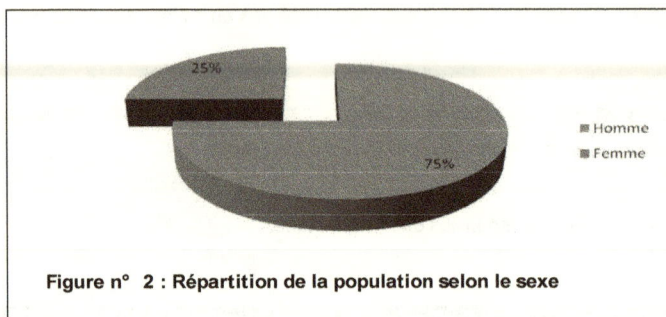

Figure n° 2 : Répartition de la population selon le sexe

I-2- Antécédents de tuberculose et contage tuberculeux

Quatre patients (9,1%) ont été traités pour tuberculose pulmonaire. Des antécédents familiaux de TB ont été constatés dans 6 cas (13,6%).

I-3- Comorbidités

Vingt et un patients (47,7%) ont présenté une comorbidité (Figure n°3). Aucun patient n'a présenté de diabète ou un état d'immunodépression.

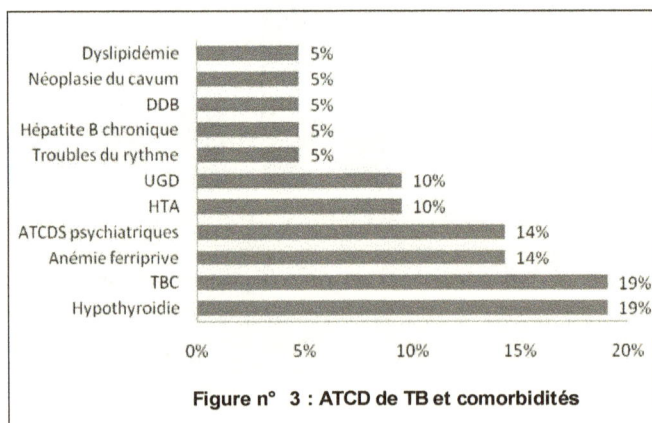

Figure n° 3 : ATCD de TB et comorbidités

11

I-4- Habitudes

a- Tabagisme

Quatorze patients (32%) sont tabagiques avec une consommation moyenne de 20 paquets années (20 PA).

b- Ethylisme et Toxicomanie

La toxicomanie a été notée dans 1 cas (3%). L'éthylisme a été rapporté chez 3 patients (8%).

c- Séjour en milieu carcéral ou à l'étranger

Un séjour en milieu carcéral a été noté chez 1 patient (6%). Le séjour à l'étranger a été relevé chez 4 malades (22%).

d- Consommation de lait cru

Vingt et un patients (48%) ont répondu à cette question parmi lesquels 9 patients (43%) ont déclaré une consommation régulière de lait non pasteurisé.

II- ETUDE CLINIQUE

II-1- Délai de consultation

Le délai moyen de consultation était de 328,2 jours avec des extrêmes allant de 21 à 540 jours (Figure n°4).

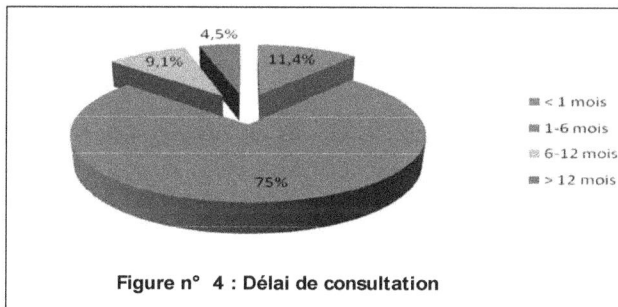

Figure n° 4 : Délai de consultation

12

II-2- Circonstances de découverte

Les patients ont consulté pour tuméfaction cervicale dans 37 cas (84%).

II-3- Signes fonctionnels et généraux

Les signes d'imprégnation tuberculeuse (fièvre, altération de l'état général, amaigrissement et sueurs nocturnes) ont été rapportés chez 31 patients (70,5%). Les signes respiratoires (toux, expectorations, dyspnée et hémoptysie) ont été retrouvés dans 31 cas (70,5%) (Figure n°5).

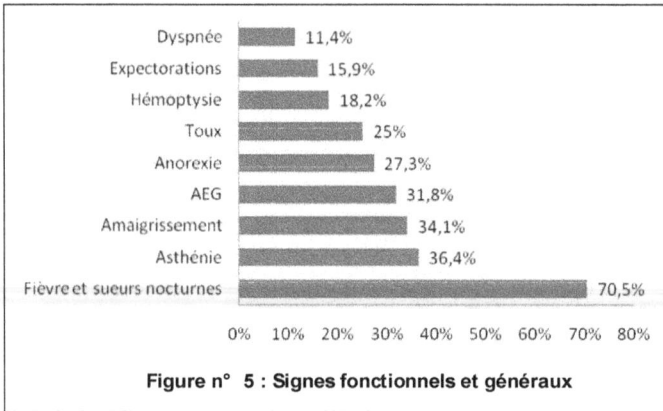

Figure n° 5 : Signes fonctionnels et généraux

II-4- Etude des caractéristiques cliniques des ADP

Des ADP cervicales ont été notées dans 33 cas (75%). L'examen cervical était normal (l'adénopathie a été réséquée lors de l'examen initial) dans 11 cas.

a- Topographie

Des ADP JC ont été constatées dans 20 cas (60,6%). Des ADP SAM, SC et SP ont été retrouvées dans respectivement, 13 (39,4%), 4 (12,1%) et 3 (9,1%) cas (Figure n°6).

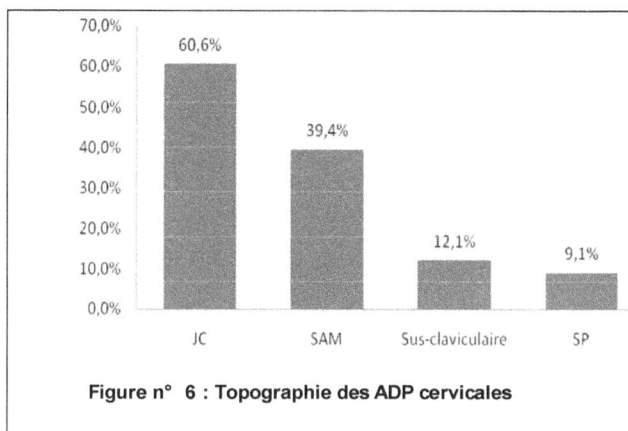

Figure n° 6 : Topographie des ADP cervicales

A l'examen des aires ganglionnaires, l'atteinte de plus d'une chaîne ganglionnaire a été constatée dans 5 (15,1%) cas (Tableau n° 1).

Tableau n° 1 : Répartition de l'atteinte des chaînes ganglionnaires

Adénopathies	Nombre
jugulo-carotidiennes + sous angulo-maxillaires	1
jugulo-carotidiennes + sus-claviculaires	2
jugulo-carotidiennes + sous angulo-maxillaires + sus-claviculaires	1
jugulo-carotidiennes + spinales + sus-claviculaires	1

b- Siège

L'atteinte ganglionnaire était unilatérale dans 25 cas (75,8%) et bilatérale dans 8 cas (24%) (Figure n°7).

14

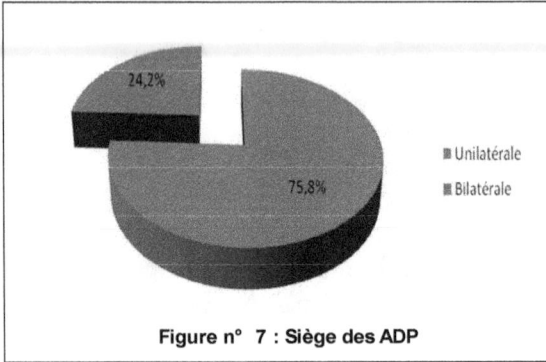

Figure n° 7 : Siège des ADP

c- Consistance

Des ADP de consistance ferme ont été notées dans 23 cas (70%). Dans 7 cas (21%), les ADP étaient de consistance molle et dans 3 cas (9%) de consistance dure (Figure n°8).

Seules les ADP JC (85,7%) et SAM (14,3%) étaient de consistance molle (Figure n°9).

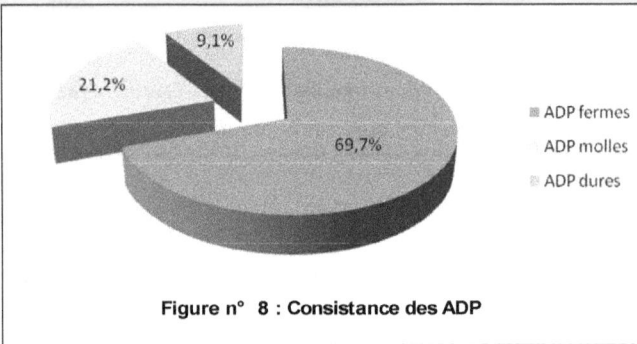

Figure n° 8 : Consistance des ADP

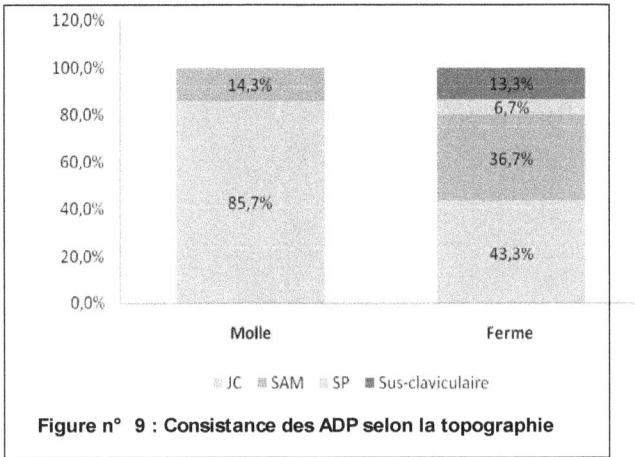

120,0%
100,0%
80,0%
60,0%
40,0%
20,0%
0,0%

| Molle | Ferme |

14,3% | 13,3%
 | 6,7%
 | 36,7%
85,7% | 43,3%

JC   SAM   SP   Sus-claviculaire

Figure n° 9 : Consistance des ADP selon la topographie

d- Fistulisation

Des ADP fistulisées ont été décrites dans 2 cas (6,1%).

III - EXAMENS COMPLÉMENTAIRES

III-1- Radiographie du thorax

Des anomalies radiologiques ont été notées dans 15 cas (34%). Il s'agissait de nodules dans 11 cas (73,3%), d'excavation dans 6 cas (40%) et d'infiltrat dans 3 cas (20%). Une opacité hilaire, une lobite et une opacité pleurale ont été décrites respectivement chez 2 patients (13,3%) (Figure n°10).

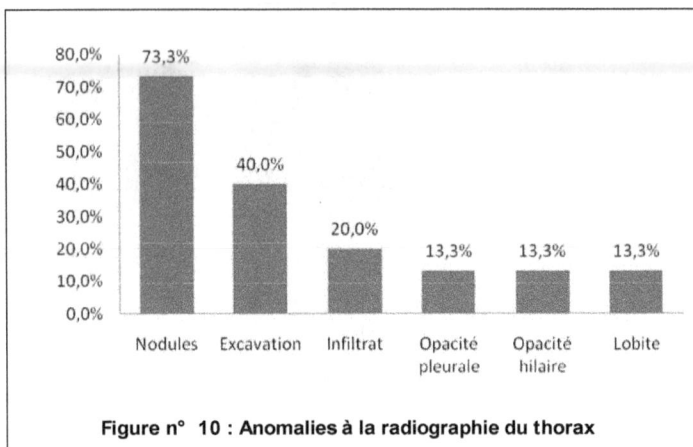

Figure n° 10 : Anomalies à la radiographie du thorax

III-2- Tomodensitométrie thoraco-abdominale

Une tomodensitométrie (TDM) thoraco-abdominale a été réalisée chez 24 patients (54,5%) et a révélé des anomalies chez 13 malades (29,5%). A l'étage thoracique, il s'agissait d'ADP hilaires et inter-bronchiques dans 4 cas respectivement (31%), d'ADP médiastinales dans 12 cas : ADP latéro-trachéales (38,5%), médiastinales antérieures et postérieures (31%) et sous-carénaires (23%) (Figure n°11).

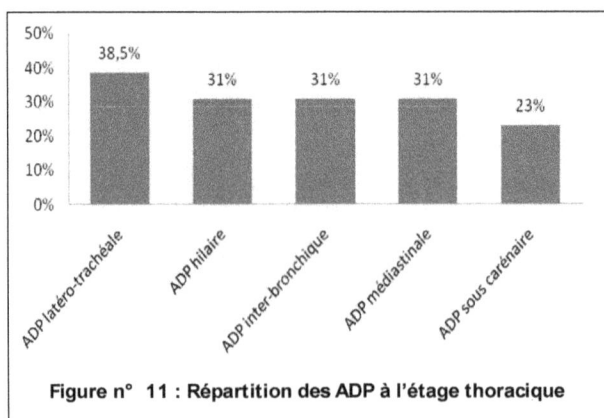

Figure n° 11 : Répartition des ADP à l'étage thoracique

Des ADP abdominales profondes ont été constatées dans 8 cas (33%). Il s'agissait d'ADP du hile hépatique dans 4 cas (31%), d'ADP coelio-mésentériques dans 3 cas (23%) et d'ADP rétro-péritonéales dans 1 cas (8%) (Figure n° 12).

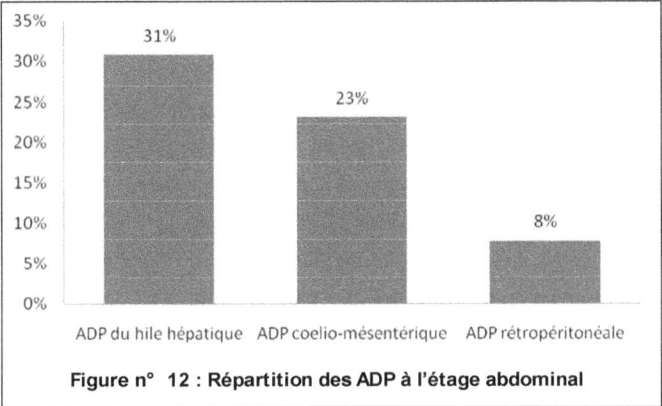

Figure n° 12 : Répartition des ADP à l'étage abdominal

Une splénomégalie nodulaire a été rapportée chez 2 patients (15,4%).

A l'étage thoracique, l'analyse des coupes parenchymateuses a révélé des micro-nodules dans 12 cas (92,3%), une condensation alvéolaire dans 4 cas (30,8%), des excavations dans 3 cas (23,1%) et un épanchement pleural dans 2 cas (15,4%) (Figure n° 13).

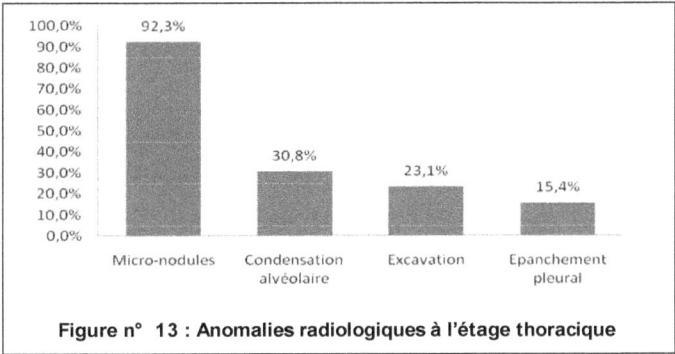

Figure n° 13 : Anomalies radiologiques à l'étage thoracique

III-3- Moyens de confirmation de la TB ganglionnaire

Le diagnostic de la TB ganglionnaire a été confirmé dans 38 cas (86,4%). Les moyens de confirmation diagnostique étaient :

- la biopsie ganglionnaire avec étude anatomopathologique dans 66% des cas (n= 29)
- la cyto-ponction ganglionnaire chez 9 patients (20,5%) avec :
  - o étude cytologique du liquide de ponction chez 6 patients (66,7%)
  - o étude bactériologique (mise en évidence de BAAR à l'ED et/ ou du *Mycobactérium Tuberculosis* dans le liquide de cyto-ponction ganglionnaire) chez 3 patients (33,3% des cas)
- autres moyens : mise en évidence de BAAR à l'examen direct des crachats et/ ou du liquide bronchique chez 6 patients (13,6%) (Figure n°14).

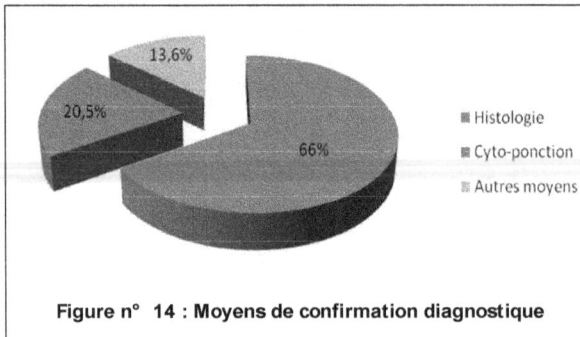

Figure n° 14 : Moyens de confirmation diagnostique

III-4- Autres localisations de la TB

Les autres localisations associées à la TB ganglionnaire ont été notées dans 18 cas (40,9%). Il s'agissait d'une TB pulmonaire dans 12 cas (66,7%), TB thyroïdienne dans 3 cas (16,7%), TB pleurale dans 2 cas (11,1%), TB splénique dans 2 cas (11,1%) et TB rénale dans 1 cas (5,6%) (Figure n°15).

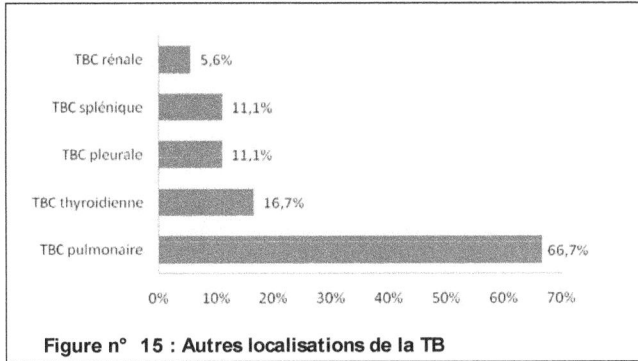

Figure n° 15 : Autres localisations de la TB

IV- ETUDE DESCRIPTIVE DES ADP A L'ECHOGRAPHIE CERVICALE

Trente neuf patients (75%) ont eu une échographie cervicale avant traitement anti-TB. Elle était normale chez 11 patients (25%) qui ont eu en fait une exérèse complète des ADP.

IV-1- Topographie

La chaîne JC représente la localisation la plus fréquente (84,8%), suivie par les chaînes spinales constatées dans 12 cas (36,4%) et les chaînes sous angulo-maxillaires rapportées dans 9 cas (27,3%). Ailleurs, des ADP sus-claviculaires ont été notées dans 2 cas (6,1%) (Figure n° 16).

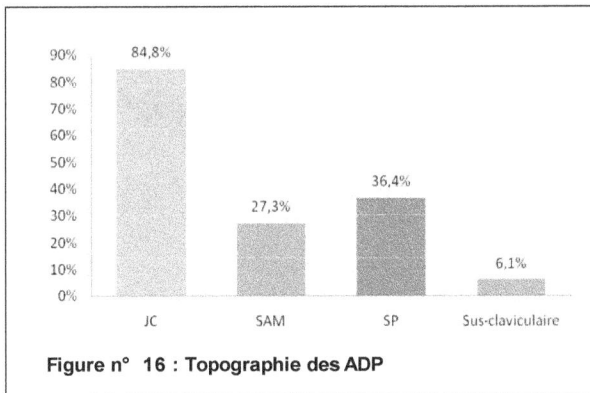

Figure n° 16 : Topographie des ADP

IV-2- Siège des ADP

Les ADP étaient bilatérales dans 18 cas (54,5%) et unilatérales dans 15 cas (45,5%) (Figure n° 17).

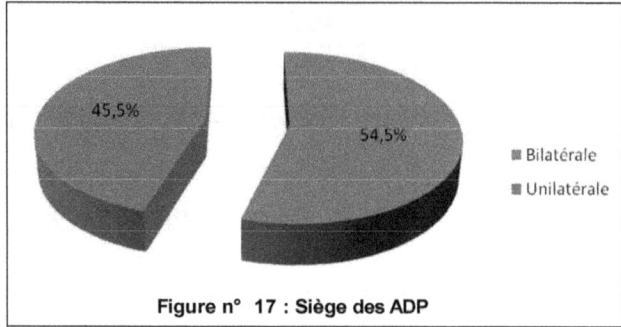

Figure n° 17 : Siège des ADP

IV-3- Forme des ADP

La forme ovalaire a été décrite dans 30 cas (90,9%). Par contre, la forme ronde a été rapportée dans 1 cas (3%). Chez 2 patients (6,1%), il a été noté des ADP ovales et rondes (Figure n° 18).

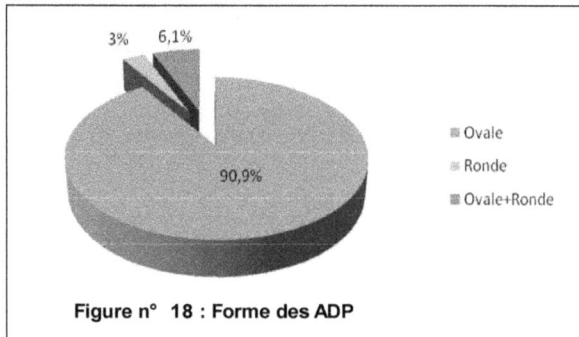

Figure n° 18 : Forme des ADP

Il est à signaler que les ADP étaient fistulisées dans 1 cas (3%).

21

IV-4- Etude de l'écho-structure

L'étude de l'écho-structure des ADP a montré essentiellement un aspect hypoéchogène homogène chez 17 patients (51,5%) et un aspect hypoéchogène à centre hyperéchogène chez 16 patients (48,5%) (Tableau n°2) (Annexes).

Tableau n° 2 : Etude de l'écho-structure des ADP

	Nombre	%
Hypoéchogène homogène	17	51,5
Hypoéchogène à centre hyperéchogène	16	48,5
Hypoéchogène hétérogène	3	9,1
Calcifiée	3	9,1
Nécrosée	2	6,1
Fistulisée	1	3

La coexistence de différents aspects échographiques a été notée dans 11 cas (33%) (Tableau n°3) (Annexes).

Tableau n° 3 : Répartition des différents aspects d'écho-structure décrits

	Nombre
Hypoéchogène à centre hyperéchogène + hypoéchogène hétérogène	1
Hypoéchogène à centre hyperéchogène + hypoéchogène homogène	3
Hypoéchogène à centre hyperéchogène + calcifié	1
Hypoéchogène hétérogène + calcifié	1
Hypoéchogène homogène + calcifié	2
Hypoéchogène homogène + nécrosé	1
Hypoéchogène homogène + fistulisé	1
Calcifié + nécrosé	1
Total	11

V- TRAITEMENT DE LA TB

Le Tableau n°4 illustre les différents schémas thérapeutiques utilisés chez nos patients.

Tableau n° 4 : Les différents protocoles thérapeutiques

	Nombre de cas	%
2 H+ R+ Z + E / 6 H + R	17	38,7
2 H+ R+ Z+ S / 6 H + R	18	40,9
2 HRZE / 6 HR	1	2,3

La durée totale du traitement a varié de 8 à 12 mois. Trente et un patients (70,5%) ont été traités durant 8 mois (Tableau n° 5).

Tableau n° 5 : Durée du traitement anti-TB

Durée du traitement	Nombre de cas	%
8 mois	31	70,5%
9 mois	1	2%
10 mois	5	11,5%
11 mois	5	11,5%
12 mois	2	4,5%

VI - EVOLUTION

VI-1- Evolution clinique

A 8 mois du traitement anti-TB, 26 patients (59%) présentaient un examen physique normal. A 12 mois, 1 seul patient a gardé des ADP cervicales.

Six mois après arrêt du traitement anti-TB, 6 patients ont présenté à l'examen physique des ganglions infra-centimétrique (Tableau n°6).

Tableau n° 6 : Evolution clinique

Traitement	ADP présentes		Examen clinique normal		Total
	n	%	n	%	
J0	33	75	11	25	44
2 mois	29	66	15	34,1	44
4 mois	27	61,3	17	38,7	44
6 mois	22	50	22	50	44
8 mois	18	41	26	59	44
9 mois	7	16	37	84	44
10 mois	5	11,4	39	88,6	44
11 mois	1	2,3	43	97,7	44
12 mois	1	2,3	43	97,7	44
Après arrêt du traitement					
6 mois	6	30	14	70	20
12 mois	2	15,4	11	84,6	13

a- Topographie et siège des ADP

L'évolution clinique était marquée par la disparition progressive des ADP (Figure n° 19). Un seul patient (2,3%) a gardé des ADP à 12 mois de traitement. La diminution du nombre des ADP a touché toutes les chaînes ganglionnaires (Figure n° 20).

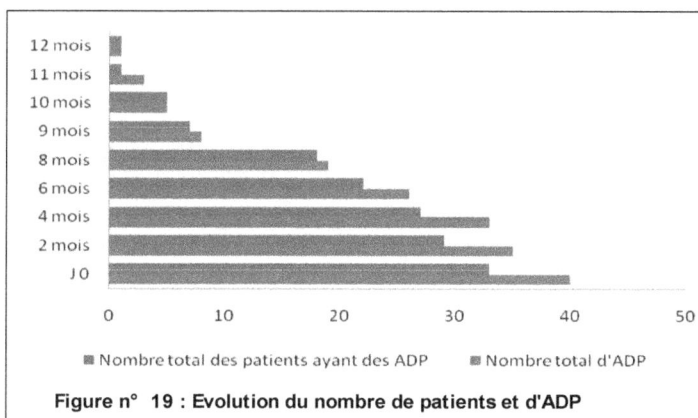

Figure n° 19 : Evolution du nombre de patients et d'ADP

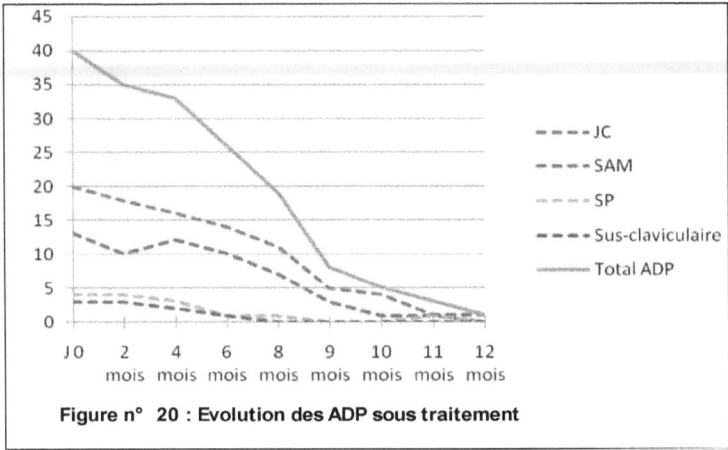

Figure n° 20 : Evolution des ADP sous traitement

Dans la majorité des cas, il n'y a pas eu de modification du siège des ADP sauf pour les patients ayant des ADP bilatérales, avec à la fin du traitement persistance d'ADP unilatérales (Figure n° 21).

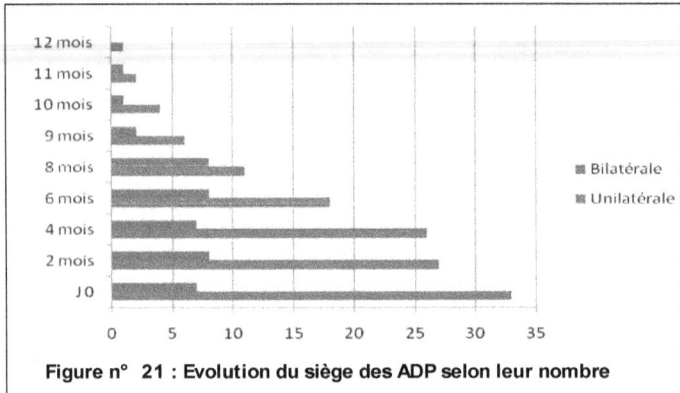

Figure n° 21 : Evolution du siège des ADP selon leur nombre

b- Consistance des ADP

Au cours du traitement anti-TB, le nombre des ADP fermes a diminué progressivement et à 12 mois il ne persistait de ganglions infra-centimétrique que dans 1 cas.

Le nombre des ADP molles a augmenté transitoirement au 4ème mois du traitement, puis a diminué progressivement à partir de 8 mois et à 12 mois du traitement, il ne persistait aucune ADP molle (Figure n° 22).

25

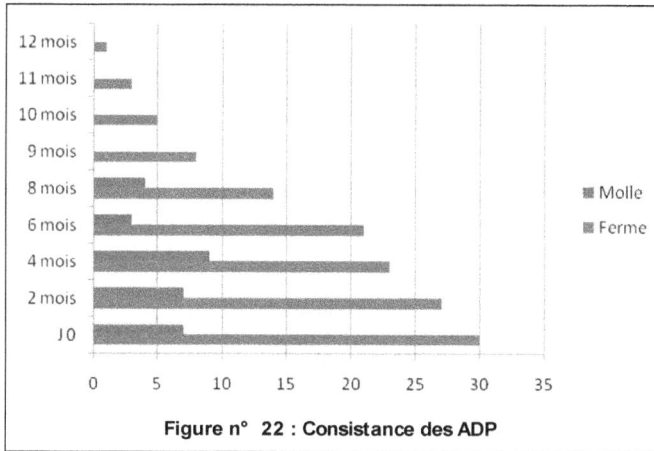

Figure n° 22 : Consistance des ADP

c- Fistulisation des ADP

Le nombre de patients ayant des ADP fistulisées a doublé à 2 mois et à 4 mois puis a diminué progressivement (Tableau n°7 et Figure n°23).

Tableau n° 7 : Répartition des patients en fonction du nombre de ganglions fistulisés

	Nombre total des patients	Nombre de patients ayant des ADP fistulisées	%
J0	33	2	6,1
2 mois	29	4	13,8
4 mois	27	8	29,6
6 mois	22	2	9,1
8 mois	18	2	11,1
9 mois	7	1	14,3
10 mois	5	0	0
11 mois	1	0	0
12 mois	1	0	0

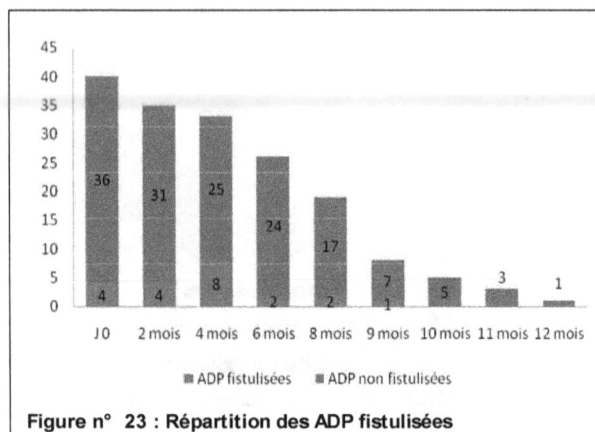

Figure n° 23 : Répartition des ADP fistulisées

VI-2- Echographie cervicale

Le tableau n° 8 illustre le nombre de patients ayant eu une échographie cervicale selon le protocole pré-défini et le nombre de patients ayant une échographie cervicale normale.

Tableau n° 8 : Nombre de patients ayant une échographie cervicale

	Nombre de patients qui ont eu une échographie	%	Nombre de patients ayant une échographie normale	%
J0	39	88,6	6	15,4
2 mois	29	65,9	1	3,4
4 mois	21	47,7	1	4,8
6 mois	27	61,3	3	11,1
8 mois	25	56,8	17	68
9 mois	1	2,3	0	0
10 mois	4	9,1	0	75
11 mois	1	2,3	0	0
12 mois	2	4,5	0	50
Après arrêt du traitement				
6 mois	16	36,4	4	25
12 mois	10	22,7	3	30

L'étude de l'évolution de la topographie, du siège et de l'échostructure n'a pas montré de modifications significatives par rapport aux caractéristiques initiales (Figures n° 24, 25 et 26) (Annexes).

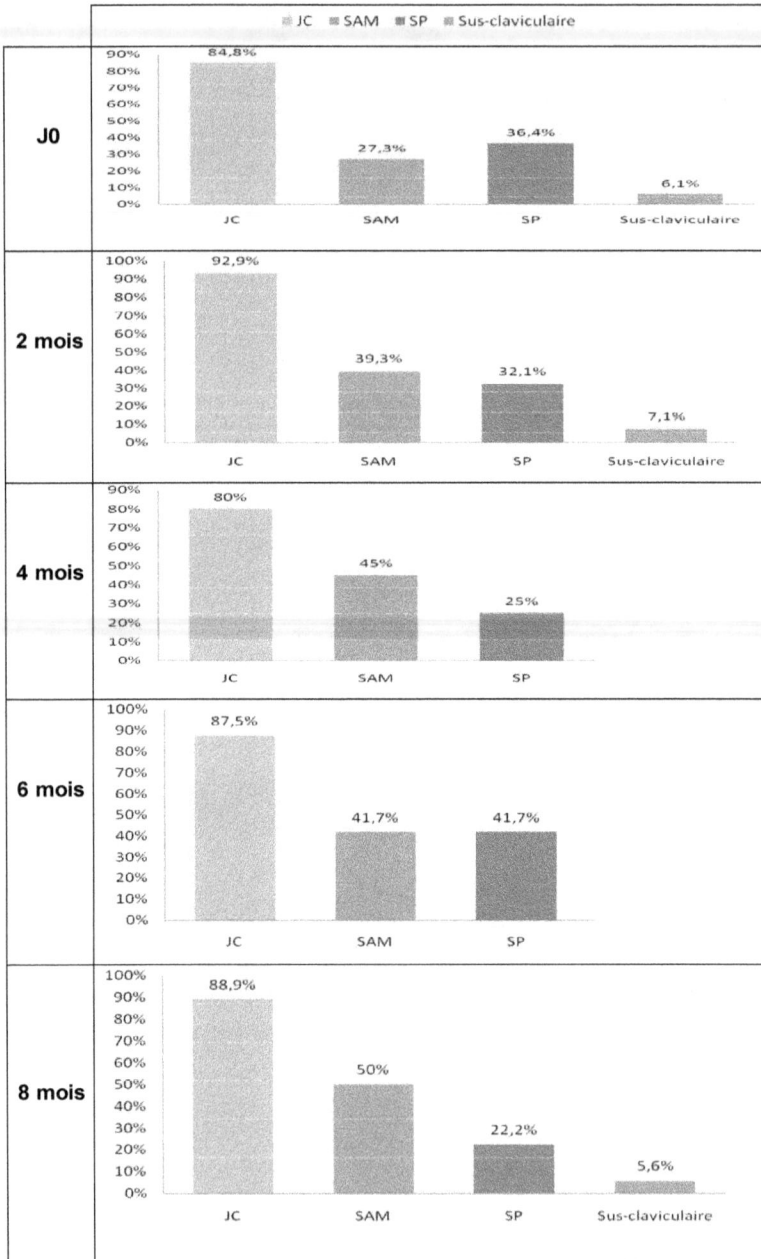

29

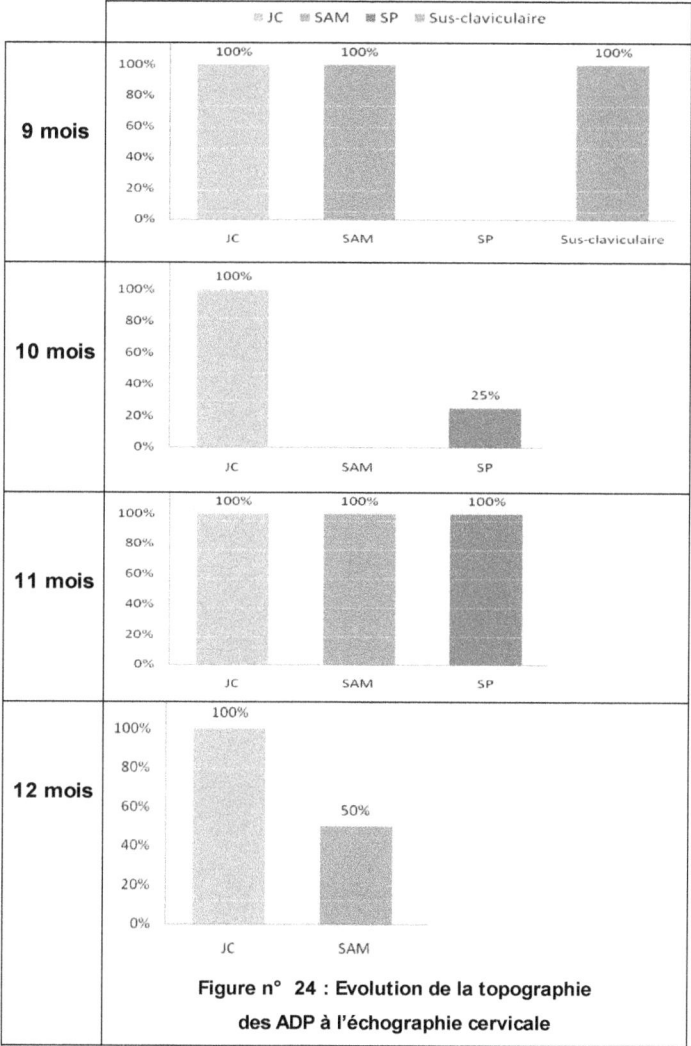

Figure n° 24 : Evolution de la topographie des ADP à l'échographie cervicale

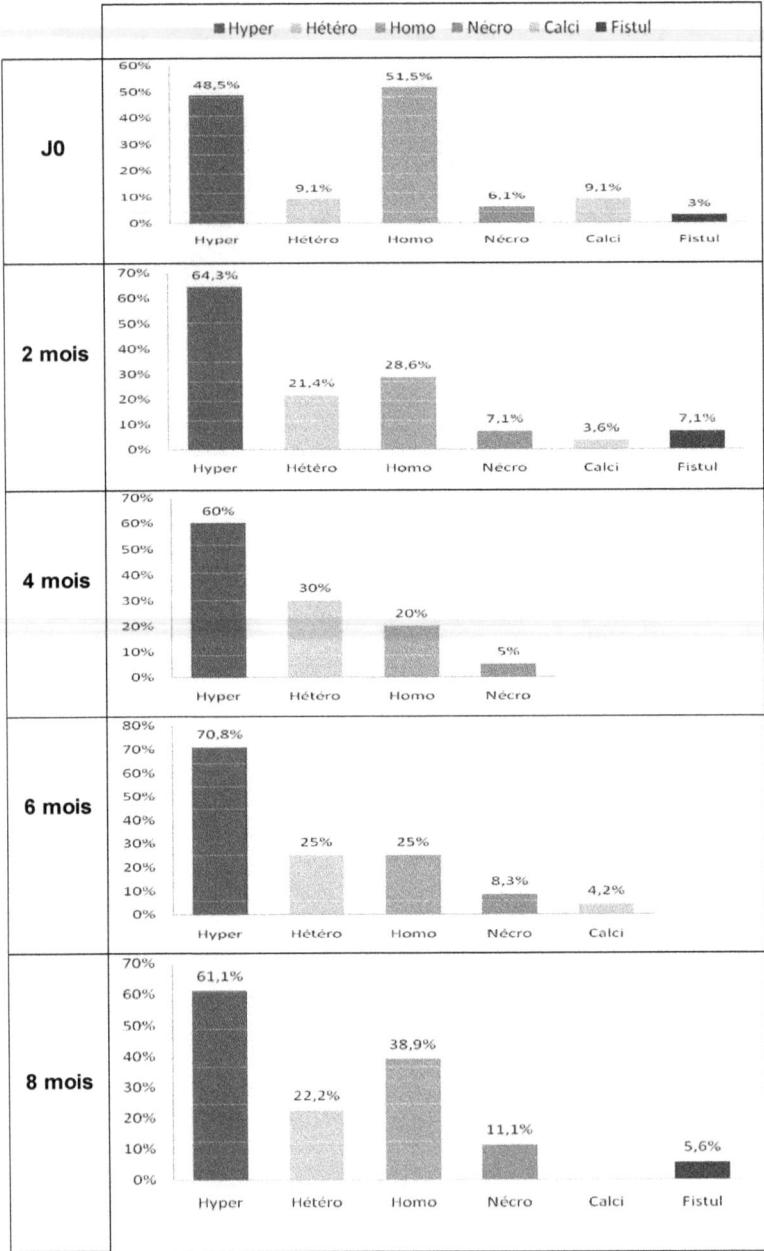

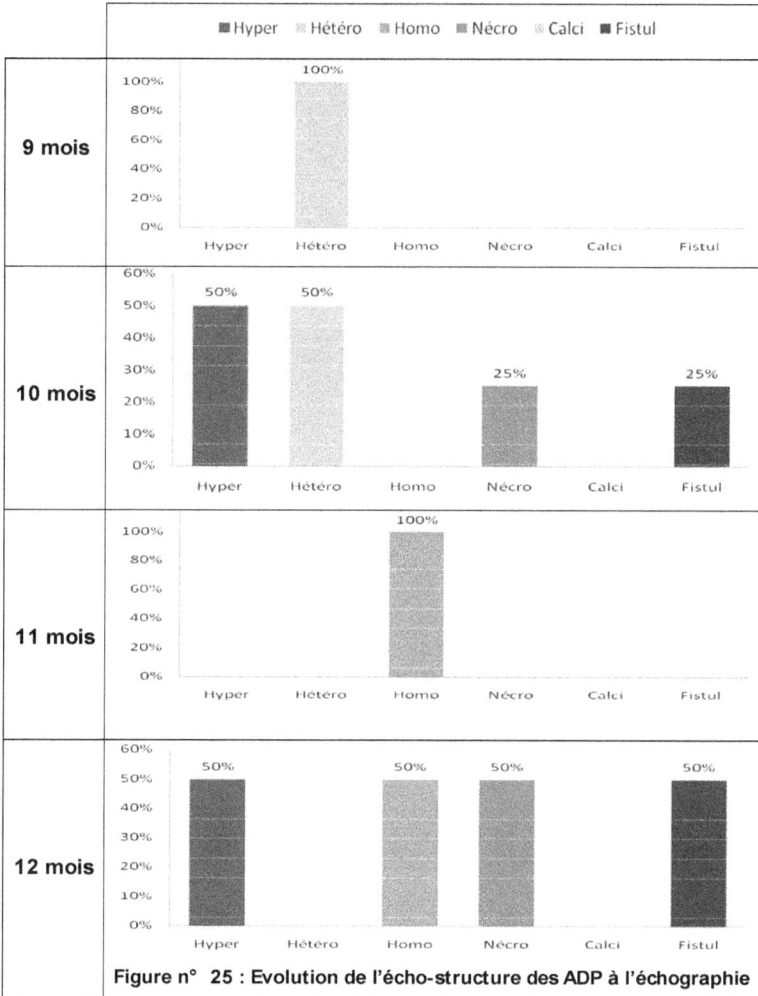

| | Hyper | Hétéro | Homo | Nécro | Calci | Fistul |

9 mois

100% (Hétéro)

10 mois

Hyper 50%, Hétéro 50%, Nécro 25%, Fistul 25%

11 mois

100% (Homo)

12 mois

Hyper 50%, Homo 50%, Nécro 50%, Fistul 50%

Figure n° 25 : Evolution de l'écho-structure des ADP à l'échographie

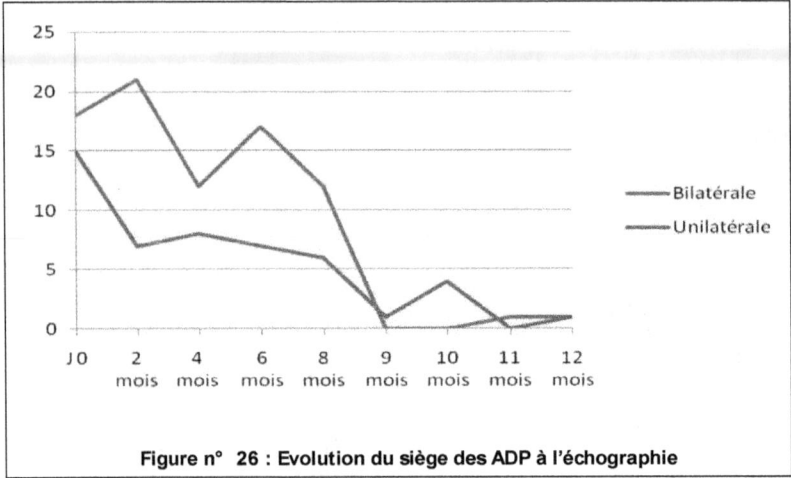

Figure n° 26 : Evolution du siège des ADP à l'échographie

VII - CONFRONTATION DES DONNÉES CLINIQUES AUX DONNÉES ÉCHOGRAPHIQUES

VII-1- Avant traitement

a- Nombre d'ADP

L'échographie cervicale a permis de détecter plus d'ADP (51 versus 40) (Figure n° 27).

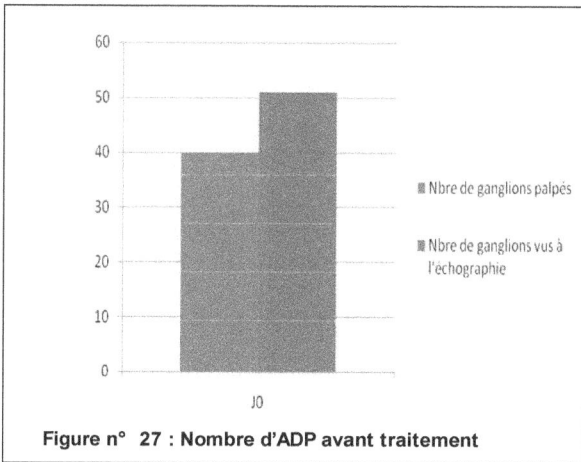

Figure n° 27 : Nombre d'ADP avant traitement

b- Topographie des ADP

L'échographie a montré un nombre plus élevé d'adénopathies JC (28 versus 20). Le nombre des ADP SAM et SC était plus élevé à l'examen clinique : 9 versus 13 et 2 versus 3 respectivement (Figure n° 28).

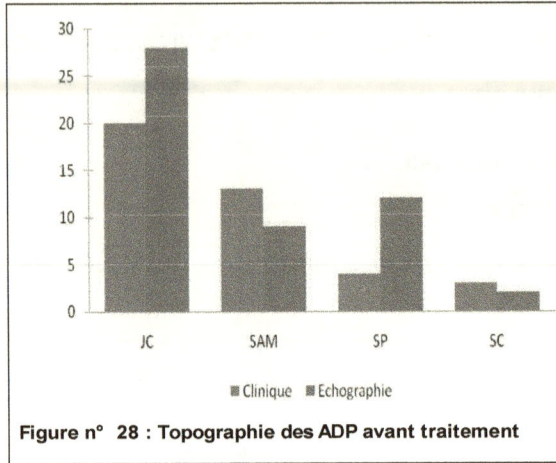

Figure n° 28 : Topographie des ADP avant traitement

c- Siège des ADP

A l'examen clinique, l'atteinte ganglionnaire était unilatérale dans 75,8% des cas, alors qu'à l'échographie l'atteinte était bilatérale dans plus de la moitié des cas (54,5%) (Figure n° 29).

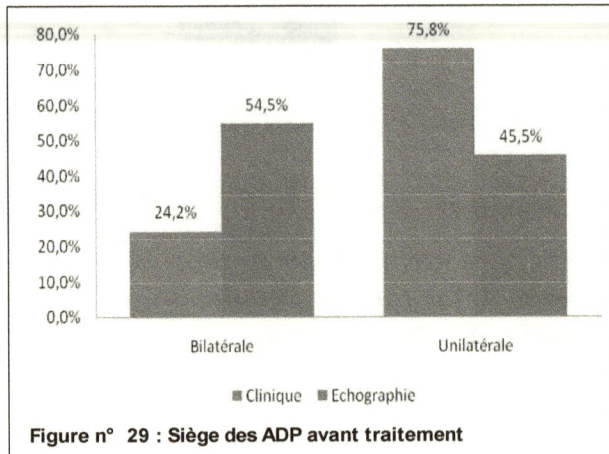

Figure n° 29 : Siège des ADP avant traitement

d- Fistulisation

A l'examen clinique, le nombre de ganglions fistulisés était supérieur à celui constaté à l'échographie (Figure n° 30).

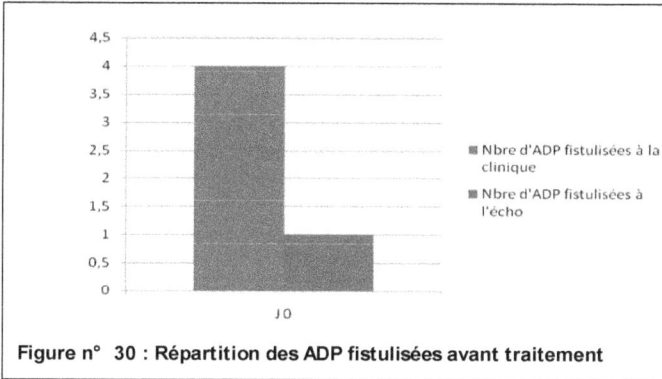

Figure n° 30 : Répartition des ADP fistulisées avant traitement

VII-2- Sous traitement

Il existe une baisse progressive du nombre de patients présentant des ADP aussi bien à l'examen clinique qu'à l'échographie (Figure n° 31). Cependant, l'examen clinique a permis de mieux détecter les ADP fistulisées que l'échographie.

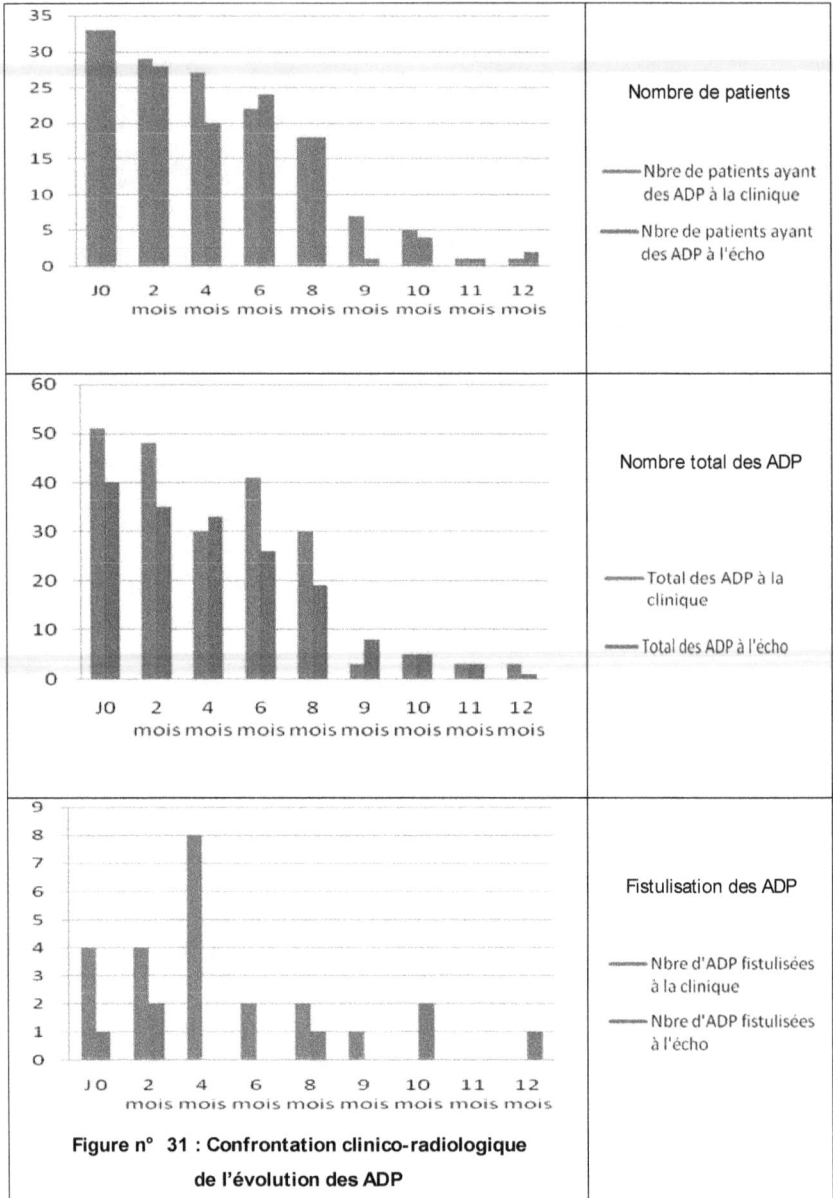

Nombre de patients

Nbre de patients ayant des ADP à la clinique

Nbre de patients ayant des ADP à l'écho

Nombre total des ADP

Total des ADP à la clinique

Total des ADP à l'écho

Fistulisation des ADP

Nbre d'ADP fistulisées à la clinique

Nbre d'ADP fistulisées à l'écho

Figure n° 31 : Confrontation clinico-radiologique de l'évolution des ADP

VII-3- Après arrêt du traitement anti-TB

Après arrêt du traitement, 20 patients (45,5%) ont été revus à la consultation au bout de 6 mois. L'examen physique était normal dans 14 cas (70%) et a montré des ganglions infra-centimétriques dans 6 cas (30%).

Une échographie cervicale a été pratiquée chez 16 patients (36,3%), elle était normale dans 4 cas (25%) et a montré la persistance de ganglions infra-centimétriques dans 12 cas (75%).

Un an après l'arrêt du traitement, 13 patients (29,5%) ont été évalués. L'examen physique a relevé la persistance de ganglions infra-centimétriques chez 2 patients (15,4%).

L'échographie cervicale pratiquée chez 10 patients était normale chez 3 patients (30%) avec persistance de ganglions infra-centimétriques dans 7 cas (70%). Ces ganglions sont de topographie JC et bilatérales dans la majorité des cas (Figure n° 32).

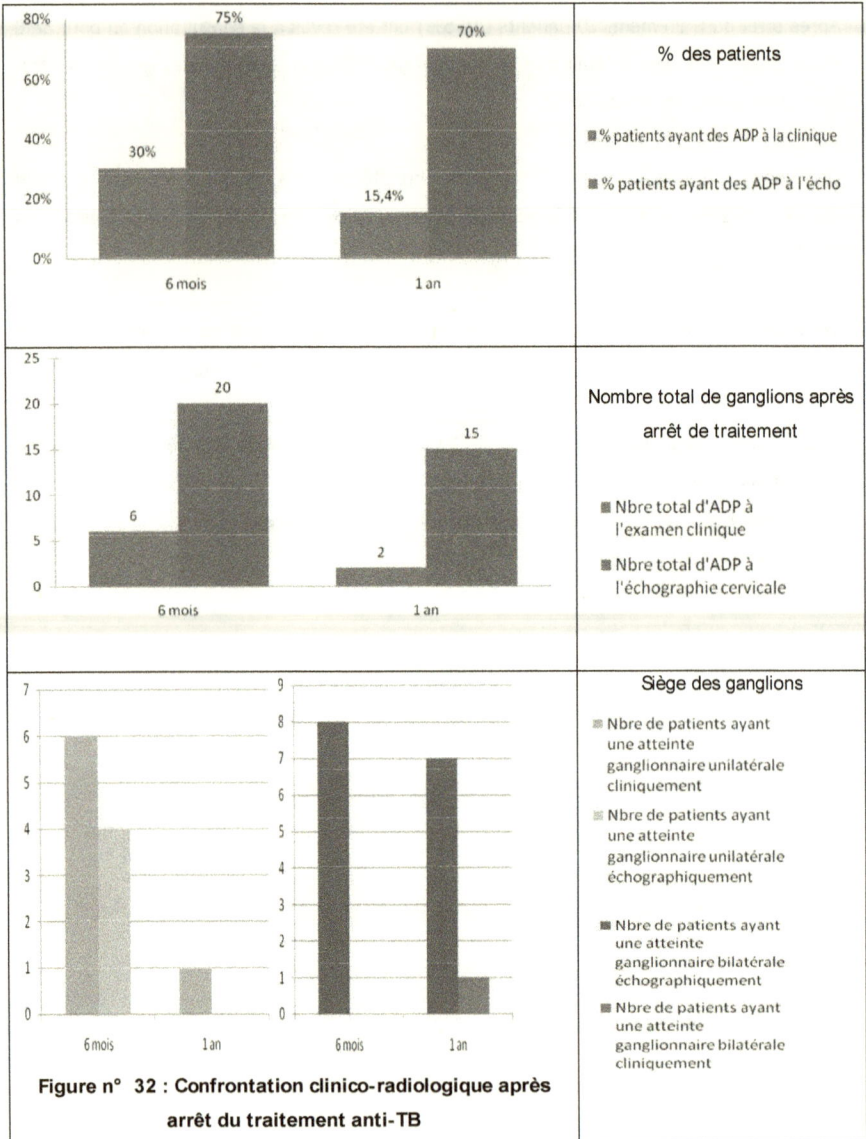

% des patients

- % patients ayant des ADP à la clinique
- % patients ayant des ADP à l'écho

Nombre total de ganglions après arrêt de traitement

- Nbre total d'ADP à l'examen clinique
- Nbre total d'ADP à l'échographie cervicale

Siège des ganglions

- Nbre de patients ayant une atteinte ganglionnaire unilatérale cliniquement
- Nbre de patients ayant une atteinte ganglionnaire unilatérale échographiquement
- Nbre de patients ayant une atteinte ganglionnaire bilatérale échographiquement
- Nbre de patients ayant une atteinte ganglionnaire bilatérale cliniquement

Figure n° 32 : Confrontation clinico-radiologique après arrêt du traitement anti-TB

39

DISCUSSION

La TB ganglionnaire occupe le 1er rang de l'ensemble des localisations extra-pulmonaires aussi bien dans le monde qu'en Tunisie (10, 11). Le diagnostic positif est d'autant plus simple quand il s'agit de forme cervicale isolée ou associée. En effet la localisation cervicale représente la localisation ganglionnaire la plus fréquente (6).

L'apport de l'échographie cervicale dans le diagnostic positif de la TB ganglionnaire est bien établi et a fait l'objet de plusieurs études et essais cliniques (7, 9). Cependant, l'indication et le rythme de réalisation de cet examen sous traitement anti-TB est problématique.

I - EPIDÉMIOLOGIE

I-1- Epidémiologie descriptive

a- Dans le monde

Dans le monde, la TB ganglionnaire constitue la localisation extra-pulmonaire la plus fréquente (12). Elle représente 20% à 30% des tuberculoses extra-pulmonaires (TEP) (12).

Dans une étude rétrospective portant sur les TEP, réalisée à Madagascar (13), sur une période de 5 ans (1989- 1993), la TB ganglionnaire occupe le 1er rang avec une fréquence estimée à 53,12%.

En France, l'étude de l'incidence de la TEP a révélé que l'incidence la plus élevée correspond à celle de la TB ganglionnaires (4).

Selon l'étude de Mirza S (14), la répartition géographique de la TB ganglionnaire montre une prédominance dans les continents asiatique et africain (15).

b- En Tunisie

En Tunisie, les données épidémiologiques sur la tuberculose sont fournies périodiquement par la direction de soins de santé de bases (DSSB). Ces données sont recueillies depuis les
Discussion
fiches de déclaration d'une part permettant de déterminer le nombre de cas déclarés et à partir des registres d'inscription des dispensaires lors de la délivrance des traitements anti-tuberculeux, il s'agit dans ce cas du nombre de cas de tuberculeux enregistrés.

En 2012, l'incidence de la tuberculose est de 20,3 cas/ 100000 habitants. Celle-ci est stable depuis 2004 (Figure n° 33).

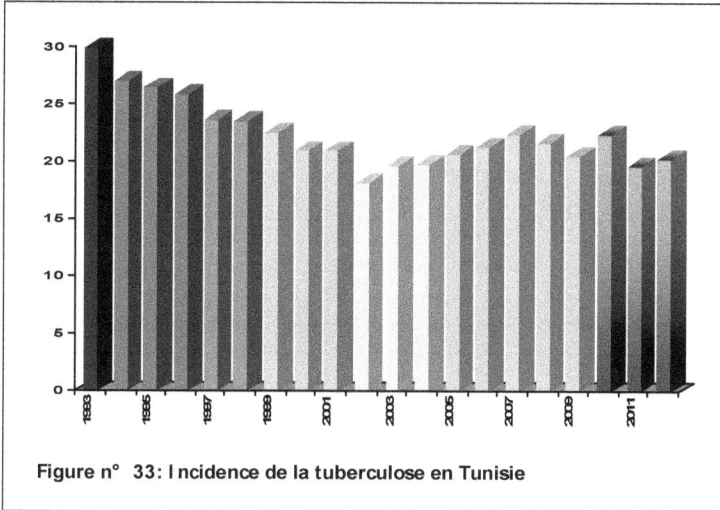

Figure n° 33: Incidence de la tuberculose en Tunisie

En Tunisie, la localisation ganglionnaire occupe le 1er rang des TEP et est classée en 2ème position après la localisation pulmonaire.

Au cours de ces dernières années, nous assistons à une élévation constante de la fréquence de la TB ganglionnaire (figure n° 34) (22). La prévalence de la TB en 2008 a doublé par rapport à celle de 1993. En effet, cette prévalence a été estimée à 2.3/100.000 en 1993 puis à 5/100.000 en 2008 (11).
En 2012, elle représente 49,1% des cas des TEP.

Selon les données de la DSSB, le nombre de nouveaux cas respectifs de TB ganglionnaire au cours de ces 3 dernières années soit 2010, 2011 et 2012 est de 607, 483 et 529 cas, ceci correspond à une incidence de 5,7 (2010), 4,5 (2011) et 4,9 (2012) (Figure n°35).

42

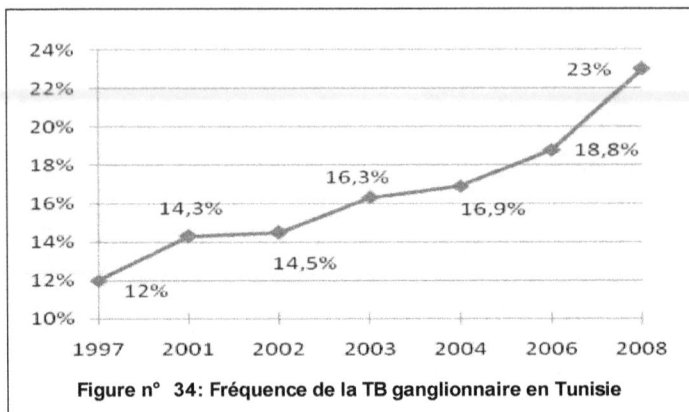

Figure n° 34: Fréquence de la TB ganglionnaire en Tunisie

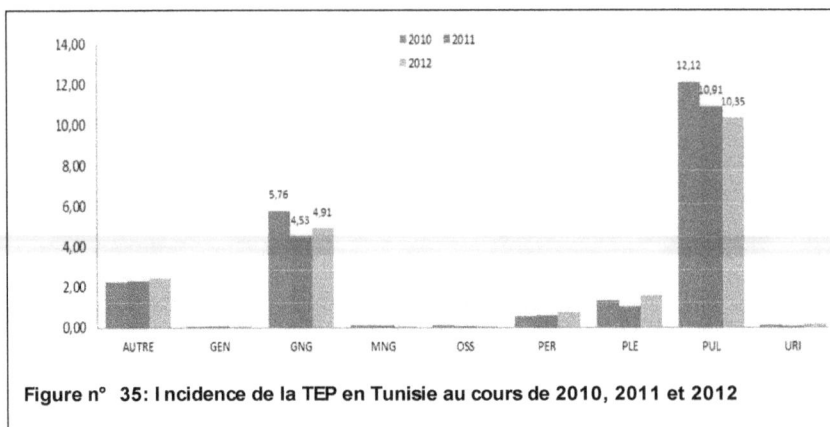

Figure n° 35: Incidence de la TEP en Tunisie au cours de 2010, 2011 et 2012

Ben Said H (17) dans son étude, qui a intéressé 63 cas de TEP, a relevé une incidence de 39% des formes extra-pulmonaires.

Dans l'étude de Ben Ghars K (18) qui a colligé 95 cas de TB ganglionnaire, l'incidence de la TB ganglionnaire a été évaluée à 30%.

La TB ganglionnaire constitue un fléau aussi bien dans les pays industrialisés que dans les pays en voie de développement (3, 19, 15, 20, 21).

I-2- Epidémiologie analytique

Plusieurs facteurs de risque jouent un rôle dans le développement de la maladie tuberculeuse. Pour la TB ganglionnaire, les facteurs de risque se confondent avec ceux de la tuberculose pulmonaire (3).

Dans une étude rétrospective menée dans le service de maladies infectieuses et tropicales de l'hôpital Pitié-Salpêtrière à Paris sur une période de 6 ans (1997-2002), les facteurs de risque liés à la TB ganglionnaire sont : l'infection VIH, l'immigration, la vie en foyer, le bas niveau socio-économique, la pauvreté, la toxicomanie,... (3).

Lienhardt C (23, 24) a aussi rapporté ces mêmes facteurs qui ont été répartis en facteurs de risque extrinsèques (liés à l'environnement) et intrinsèques (liés à l'individu).

a- Age

L'âge moyen des patients atteints de TB ganglionnaire a été estimé à 28 ans. Plus de 80% des malades avaient moins de 40 ans dont la moitié moins de 20 ans (13). Les études ont montré que la TB ganglionnaire touche essentiellement les adolescents et les adultes jeunes de 20 à 40 ans (3, 21, 25, 26, 27, 28).

Une étude en 2004 menée en Turquie par Ilgazli A (25) et incluant 636 cas de TEP a montré que l'âge moyen des patients est de 27,7 ans.

En Tunisie, l'étude de Ben Regba M (29) a intéressé 160 patients présentant une TB ganglionnaire confirmée âgés en moyenne de 26 ans.

Zouari A (30) a constaté, dans une étude portant sur 53 cas, que l'âge moyen des patients a été de 39,5 ans. Comstock GW (31) et Billy C (32) ont constaté que les enfants de moins de 5 ans sont exposés à un risque élevé de TB. Ce risque diminue progressivement jusqu'à la puberté (entre 10 et 12 ans) puis ré-augmente de l'adolescence à l'âge adulte (33).

Selon les données épidémiologiques de la DSSB, un pic de fréquence est noté entre 20 et 40 ans. En 2012, 216 cas de TB ganglionnaire sont âgés entre 20 à 40 ans parmi un total 529 cas.

L'étude de Hochedez P (3), portant sur deux groupes de patients, 13 cas infectés par le VIH et 19 cas non infectés par le VIH, a montré que l'âge moyen demeure le même dans les 2 populations étudiées. Il est de 38,5 ans chez les patients immunocompétents (VIH–) et de 36,5 ans chez les patients infectés (VIH+) (3).

Dans notre étude, l'âge moyen des patients a été de 37,7 ans. ¼ (25%) des patients appartiennent à la tranche d'âge comprise entre 20 et 30 ans.

b- Sexe

Une étude en Israel sur 538 cas (34) de TB ganglionnaire a montré une prédominance masculine.

Plusieurs auteurs ont confirmé cette prépondérance masculine (17, 34, 35, 36, 37).

D'autres études ont rapporté une prédominance féminine (20, 26, 27, 29, 30, 38). En Inde et en 2008, Purohit MR (19) ont noté un sexe ratio de 1/2,1.

Aux Etats-Unis, Mirza S (14) ont noté un sexe ratio de 1/2,4 soit un pourcentage de 70,8% des patients de sexe féminin.

Selon les données de la DSSB, une prédominance féminine a été constatée au cours de ces 3 dernières années.

Dans notre étude, les ¾ des patients sont de sexe masculin et le sexe ratio a été de 3.

c- Comorbidité

La revue de la littérature montre le rôle déterminant de la comorbidité dans le développement de la TB maladie dans toutes ses formes, en particulier la TB ganglionnaire (33, 39, 40). La répartition des comorbidités au cours de la TB ganglionnaire est comparable à celle de la TB pulmonaire.

1) Co-infection par le VIH

La co-infection par le VIH multiplie le risque de développer une TB ganglionnaire par 20 par rapport à la population normale (33, 41).

Selon une étude faite au Rwanda à l'Hôpital universitaire de Butare en 1988, 24% des individus atteints de TB ganglionnaire étaient séropositifs. La circonstance de découverte de la TB ganglionnaire était le syndrome d'adénopathies persistantes qui a posé le diagnostic différentiel avec le syndrome d'immunodéficience acquise (SIDA) (42).

L'étude de Barthwal MS (43) a inclu 50 cas séropositifs présentant une TB ganglionnaire.

Kipp AM (44) ont démontré que la TEP est plus fréquente chez les VIH+ (atteignant 80% des cas de TB) et que parmi les localisations extra-pulmonaires, la localisation ganglionnaire est prédominante (21, 33, 41).

L'étude de Cissoko Y (36) a révélé une co-infection par le VIH dans 68,1%.

Ben Said H (17), en Tunisie, a recensé 28,5% de cas de TB ganglionnaire infecté par le VIH.

Malgré l'hétérogéniété des résultats décrit dans la littérature, il est bien établi que l'infection VIH est un facteur de risque non négligeable pour la TB ganglionnaire. De plus, chez les patients infectés par le VIH, la TB ganglionnaire constitue un facteur pronostic majeur puisque la maladie tuberculeuse va classer le patient au stade de SIDA (25, 45).

2) Diabète
Le diabète constitue un facteur de risque de tuberculose qu'il s'agisse de diabète de type I ou de type II (46).
Dans une étude rétrospective comparative « cas-témoins » menée à la Clinique de Pneumologie du Centre Hospitalier National de Fann, qui a regroupé 2 116 patients, un diabète a été constaté dans 4,7 % des cas (46).

Pour l'étude de Purohit MR (19), le diabète ne représente que 3,6 % de l'ensemble des patients ayant une TB ganglionnaire.

Dans l'étude de Zouari A (30), un diabète a été rapporté dans 6% des cas de TB ganglionnaire.
Hamza N (38) a constaté qu'un diabète est associé à une TB ganglionnaire dans 11% des cas.

3) Insuffisance rénale chronique

L'insuffisance rénale chronique est un facteur de risque de TB ganglionnaire. Le déclin de l'immunité cellulaire à un stade terminal de l'insuffisance rénale chronique favorise le développement de formes extra-pulmonaires (87%) essentiellement ganglionnaire (60% des cas) (47, 48, 49). Plusieurs études ont démontré (47, 50, 51) une corrélation positive entre l'insuffisance rénale et la survenue de TB ganglionnaire.

Une étude tunisienne au service de néphrologie a démontré que le risque de dissémination extra-pulmonaire de la TB est multiplié par 15 chez les insuffisants rénaux chroniques (52).

Dans notre étude, aucun cas de diabète, d'insuffisance rénale chronique ou d'infection VIH n'a été noté. Les comorbidités regroupent plutôt l'hypothyroïdie, l'anémie, les troubles psychiatriques et l'hépatite et plus de 50% de nos patients sont sans antécédents pathologiques.

d- Calendrier professionnel

Plusieurs indicateurs de santé peuvent traduire la corrélation positive entre la TB ganglionnaire et les mauvaises conditions socio-économiques : le niveau d'éducation, le revenu moyen, le chômage, la promiscuité, la classe sociale ... (33, 53).
Le bas niveau socio-économique a été noté dans 3% des cas dans l'étude de Hochedez P (3). Plusieurs études ont montré un risque élevé de développer une TEP chez les individus à faible revenu (15, 17, 54).

Une enquête française menée en 1995 a relevé que le risque de développer une TB ganglionnaire est élevé quand il s'agit de profession à risque : agriculteurs, vétérinaires et/ou éleveurs. Cette même étude a relevé aussi que 42% de patients atteints de TB ont déclaré une consommation de lait cru certaine ou probable de part leurs professions ou leurs vies en milieu rural (en contact d'animaux) (55).

Dans notre série, le calendrier professionnel a montré un pourcentage très élevé de chômeurs et d'ouvriers journaliers (73%).

e- Habitudes

Les habitudes constituent un facteur de risque de TEP parmi lesquelles figurent : le tabagisme, l'éthylisme, la toxicomanie, le séjour en milieu carcéral, le séjour à l'étranger et les habitudes alimentaires.

1) Tabagisme

Peu d'études ont soulevé la possibilité d'un lien direct entre le développement de la TB ganglionnaire et le tabagisme (56, 57). L'altération des mécanismes de défenses macrophagiques ainsi que la diminution de la clairance muco-ciliaire pourraient expliquer la corrélation positive entre le tabac et la TEP.

Le tabagisme actif et passif favorisent les rechutes des formes extra-pulmonaires (58, 59).

En 2007, une méta-analyse américaine de Bates MN (58) a constaté qu'il y a une relation positive entre le tabagisme actif et la TB ganglionnaire. Au cours de la même année, une étude à Hong Kong menée par Leung CC (58) a montré une proportion de TB ganglionnaire de 32,4% attribuable au tabagisme actif.
La lutte contre la dissémination extra-pulmonaire de la TB va de paire avec la lutte anti-tabagique (56, 57).

Dans notre étude, un tabagisme actif a été noté dans 31,8% des cas.

2) Ethylisme

L'éthylisme est un facteur d'immunodépression bien identifié.

La série de Fain O (5) a montré que 6,4% des patients ayant une TB ganglionnaire sont des alcooliques chroniques.

Une étude tunisienne a retrouvé la notion de consommation d'alcool dans 11,5% des patients atteints de TB ganglionnaire (22).

Notre série relève que 7,9% des patients consomment de l'alcool régulièrement.

3) Toxicomanie

L'étude de Hochedez P (3) a montré que 23% des patients consommant de la drogue tous types confondus sont pris en charge pour une TB ganglionnaire. La toxicomanie par voie intra-veineuse est mise en cause dans le développement de la TB ganglionnaire.

Dans notre étude, 1 patient (2,9%) a déclaré sa dépendance à la drogue.

4) Incarcération

L'incarcération accroît considérablement la prévalence de la TB quelque soit sa forme.

Dans une étude menée dans une prison guinéenne sur une période de 20 ans, 2,49% des patients ont une TB dont 25,92% présentent une TEP (60).

En 2007, le rapport de l'institut de veille sanitaire de France a montré que 4 détenus sur 25 (16%) ont une TB ganglionnaire associée et 2 (8%) présentent une TB ganglionnaire isolée (61).

Cette corrélation positive est le produit d'une conjonction de plusieurs facteurs de risque liés aux conditions de détention : la malnutrition, le manque d'hygiène, la mauvaise aération, le surpeuplement, la contagiosité, la promiscuité, ...
D'autres études menées dans des prisons brésiliennes et américaines ont confirmé ces résultats (61).

Dans notre étude, le séjour en milieu carcéral a été noté dans 1 cas (5,9%).

5) Séjour à l'étranger

Le séjour dans un pays à forte endémicité augmenterait le risque de TB ganglionnaire comme confirmé par des études menées en France, aux Etats-Unis et au Royaume-Uni (33, 62).

En effet, dans une population de 100 000 autochtones, 5,6 cas de TB ganglionnaire ont été diagnostiqués alors que sur 100 000 étrangers le nombre de cas a été de 64,9 (33).

Dans l'étude de Hochedez P (3), 78% des cas de TB ganglionnaire sont originaires d'un pays hors Union Européenne.

La majorité des études considère que la naissance dans un pays à forte endémicité de TB pulmonaire et extra-pulmonaire est un facteur de risque non discutable de TB quel que soit la localisation (3).

Dans notre série, le séjour à l'étranger a été noté chez 4 patients (22,2%).

6) Consommation de lait cru

La consommation de lait non pasteurisé constitue un facteur de risque de TB à Mycobactérium Bovis. Il est responsable de 0,1% à 5% des cas de TB humaine quelque soit sa forme (55). Des mesures réglementaires de santé publique mis en vigueur depuis les années 50-60 en France a permis de réduire l'incidence de cette infection (55).

En Tunisie, en 2010, l'étude de Hemdani N (22) menée sur 35 patients atteints de TB ganglionnaire suivis au service de médecine interne B de l'hôpital Charles Nicoles de Tunis sur une période de 14 ans, a montré que 83% des patients ont rapporté une consommation de lait cru.

Dans notre étude, 9 patients (42,9%) déclarent consommer régulièrement du lait non pasteurisé.

f- Antécédents de TB

1) ATCD familiaux

La plupart des études (33, 63, 64) ont montré que le contage tuberculeux et la promiscuité sont intimement liés. Ainsi, les antécédents familiaux de TB peuvent constituer un indicateur de contage tuberculeux.

Plusieurs études (65, 66) ont noté que 60% des cas de TB ganglionnaire présentent au moins un antécédent familial de TB.

Dans notre série, 6 malades (13,6 %) ont un antécédent familial de TB.

2) ATCD personnels

L'antécédent personnel de TB présente un facteur de risque non négligeable pour le développement de la TB ganglionnaire.

En effet, plusieurs études attestent que suite à une infection tuberculeuse, il pourrait y avoir un passage à une TB maladie après plusieurs années. Il s'agirait d'une réactivation, des années après l'exposition (67).

L'étude de Ben Saïd H (17) portant sur 63 cas de TB ganglionnaire a constaté que 8% des cas présentent des antécédents personnels de TB.

Dans l'étude de Zouari A (30), 20,75% des patients suivis pour TB ganglionnaire présentent des antécédents de TB. Ce pourcentage atteint 31% dans les travaux de Wei YF (27).

Dans notre étude, 9,1% des cas présentent un antécédent personnel de TB.

II- ASPECTS CLINIQUES

II-1- Délai d'installation des symptômes

Dans la majorité des publications, le délai de consultation par rapport au début des symptômes est assez long. Le délai moyen d'installation des symptômes est de 3 mois (4).

Il y a un retard entre l'apparition des symptômes et la consultation (19, 29, 30). Dans certaines études, ce délai peut atteindre 2 mois alors qu'il est en moyenne d'1 mois chez l'immunocompétent (3). Ce délai relativement long peut être expliqué par le début souvent insidieux de la TB ganglionnaire n'alarmant pas les patients (27). Ceci est à l'origine d'un retard pour la prise en charge thérapeutique (68, 69).

D'autre part, le délai de consultation peut varier en fonction du statut immunitaire de l'individu (40). En effet, pour les patients séropositifs, le délai moyen d'apparition des symptômes est plus long.

De plus, les nouveaux symptômes peuvent être mis sur le compte d'autres pathologies ou négligés par le malade retardant ainsi la consultation.

Dans notre étude, le délai moyen entre le début des symptômes et la 1ère consultation est de 10,9 mois et il n'a pas dépassé 6 mois dans 86,4% des cas. Ce délai est de loin supérieur à celui rapporté dans la littérature.

II-2- Motif de consultation

a- Tuméfaction cervicale

Au cours de la TB ganglionnaire, l'atteinte est surtout périphérique.

Dans l'étude de Hemdani N (22) portant sur 35 cas de TB ganglionnaire, 82,8% des patients avaient des ADP périphériques unique ou multiples. Ceci contribue à un diagnostic rapide de la maladie d'une part et à une meilleure connaissance des aspects cliniques et évolutifs de la TB d'autre part. Dans près de 80% des cas de TB ganglionnaire, il s'agit de localisation cervicale (3).

Dans l'étude de Hochedez P (3) ayant intéressé des patients non infectés par le VIH, tous les patients avaient des adénopathies superficielles essentiellement cervicales et sus-claviculaires. De même, pour les patients infectés par le VIH, l'apparition d'ADP cervicales constitue le principal motif de consultation.

Dans une étude portant sur 157 patients VIH positifs, 99% parmi eux présentent des ADP cervicales (70).

Hemdani N (22) a constaté que 48,6% des patients ont consulté pour une tuméfaction ganglionnaire cervicale.

Dans notre étude, l'apparition de tuméfaction cervicale constituait le principal motif de consultation, rapportée dans 84,1% des cas.

b- Signes généraux

En plus des ADP cervicales, les signes d'imprégnation tuberculeuse tels que l'amaigrissement, l'asthénie, l'anorexie, les sueurs nocturnes et la fièvre sont constants (25, 26, 71, 72, 73).

Dans l'étude de Song JY (74), la fièvre a été notée dans 54% des cas, l'amaigrissement dans 21% des cas, l'asthénie dans 27% cas et les sueurs nocturnes dans 21% des cas.

Dans l'étude de Hochedez P (3), qui a inclus une population de patients infectés par le VIH, tous les patients étaient fébriles à l'admission. Ainsi, on peut conclure que les signes généraux sont au premier plan en cas de séropositivité (75).

Dans notre série, 70,5% des patients se sont présentés avec une fièvre et des sueurs nocturnes, 36,4% des patients avec une asthénie, 34,1% des patients amaigrissement et 27,3% des patients avec une anorexie. Une altération de l'état général a été constatée dans 31,8% des cas.

Discussion

c- Signes fonctionnels

Ailleurs, les signes fonctionnels respiratoires peuvent constituer un motif initial de consultation.

Hemdani N (22) a constaté que 22,8% des patients ont consulté pour une symptomatologie respiratoire (toux, dyspnée, douleurs thoraciques). La toux et la dyspnée peuvent être en rapport avec une localisation pulmonaire associée de la tuberculose, soit en rapport avec une compression médiastinale secondaire à une atteinte tuberculeuse ganglionnaire profonde. Cette symptomatologie respiratoire a été notée dans 68% à 100% des cas (76, 77, 78).

Dans notre série, 31 patients (70,5%) ont présenté des signes respiratoires : une toux chez 11 patients (25%), des expectorations chez 7 patients (15,9%), une hémoptysie chez 8 malades (18,2%) et une dyspnée chez 5 patients (11,4%). Ces signes respiratoires sont aussi expliqués par l'existence d'une TB pulmonaire associée dans certains cas et par la coexistence d'ADP profondes médiastinales.

II-3- Examen physique

a- Topographie

L'atteinte tuberculeuse ganglionnaire peut concerner toutes les aires ganglionnaires.
Dans l'étude de Clevenbergh P (75) et parmi 36 cas de TB ganglionnaire, la localisation sus-claviculaire a été rapportée dans 30% des cas, suivie par la localisation axillaire notée dans 24% des cas et enfin la localisation inguinale décrite dans 17% des cas. La localisation cervicale a été retrouvée dans 73% des cas.

L'étude de Lazarus AA (79) a souligné le polymorphisme de l'atteinte tuberculeuse ganglionnaire et que toutes les chaînes ganglionnaires peuvent être touchées.

Kinde-Gazard D (45) a étudié les différentes formes cliniques de la TB ganglionnaire. Des ADP cervicales isolées ont été retrouvées dans 81,82% des cas et des ADP cervicales associées à des ADP axillaires dans 18,18% des cas.

Discussion

Ainsi, une prédilection pour la région cervicale a été relevée par la plupart des études (12, 20, 25, 27, 28, 37, 65, 80) mais au sein des chaînes ganglionnaires l'atteinte est de topographie variable d'une étude à l'autre.

Dans l'étude de Simo R (81), l'atteinte jugulo-carotidienne est la plus fréquente suivie par l'atteinte de la chaine sous maxillaire et spinale (71, 72).

Zaatar R (20) a montré que les ADP sus-claviculaires sont les plus touchées (44%).

Notre étude montre que l'atteinte de la chaîne jugulo-carotidienne est prédominante notée dans 60,6% des patients, suivie par l'atteinte sous angulo-maxillaire rapportée dans 39,4% des cas et la chaîne spinale dans 9,1% des cas. La présence d'ADP sus-claviculaire a été notée dans 12, 1% des cas.

b- Siège

Kinde-Gazard D (45) a montré que l'atteinte tuberculeuse ganglionnaire cervicale peut être soit bilatérale (50%) soit unilatérale (50%).
Cependant, la plupart des travaux attestent que l'unilatéralité est prédominante (15, 29).

Bayazit Y (65) a conclu que la présentation clinique de la TB ganglionnaire peut être sous forme d'ADP unilatérales multiples ou uniques.

L'étude de Lazarus AA (79) a constaté que l'atteinte ganglionnaire est essentiellement unilatérale.

L'étude de Meddeb R (54) a recensé 8,8% d'adénopathies bilatérales contre 58,3% d'ADP unilatérales.

Dans l'étude de Hanson RA (15), les territoires atteints sont également unilatéraux (60%).

Les travaux d'EL Bied B (82) ont montré la prédominance de l'unilatéralité droite avec 45% d'ADP cervicales droites, 40,8% d'ADP siégeant à gauche et 2,9% d'ADP bilatérales.

Dans notre étude, dans 75,8% des patients, les ADP sont de siège unilatéral et 24,2% des patients ont présenté des ADP bilatérales.

c- Consistance

Au début de la maladie, les ADP tuberculeuses périphériques sont de consistance ferme (83) pour se ramollir progressivement (12) jusqu'à la fistulisation.

Avant instauration de tout traitement antituberculeux, dans le travail de Hamza N (38), il a été noté que dans 77,1% des cas les ADP palpées sont de consistance ferme.

L'étude de Song JY (74) a révélé que dans 23% des cas les ADP sont de consistance ferme et 10% des patients présentent des ADP de consistance dure.

Nos résultats rejoignent les données de la littérature, ainsi 69,7% des patients présentant des ADP fermes, 21,2% ont des ADP de consistance molle et 9,1% ont des ADP de consistance dure.

d- Fistulisation

Après revue de la littérature, la majorité des études attestent que la fistulisation des ADP est rare. Ceci pourrait être expliqué par une précocité relative de la prise en charge de la TB.

Dans l'étude de Khan R (28) en Inde, des ADP fistulisées ont été notées dans 1,67% des cas.

Pour l'étude de Geldmacher H (26) réalisée en Allemagne, 10% de la population étudiée présentent des ADP fistulisées.

Ce même pourcentage a été rapporté par Bellakhdhar M (83) en Tunisie à Sousse.

Dans la série de Meddeb R (54) ayant intéressé 103 tunisiens présentant une TB ganglionnaire, la fistulisation a été notée dans 20% des cas.

Dans notre étude, seuls 2 patients présentaient des ADP fistulisées.

III - APPORT DE L'IMAGERIE DANS LE DIAGNOSTIC POSITIF

III-1- Tomodensitométrie thoraco-abdominale

D'une part, les différents travaux publiés dans la littérature ont souligné l'apport de la tomodensitométrie (TDM) dans l'exploration des adénopathies profondes aussi bien médiastinales qu'abdominales (13).

L'étude de Lanoix JP (84), réalisée au CHU d'Amiens intéressant 48 malades, a démontré que l'atteinte ganglionnaire médiastinale est classée au 2ème rang après la localisation cervicale, rapportée dans 21% des cas.

Notre étude a révélé que 29,5% des patients, ayant eu une TDM, présentent des ADP médiastinales : latéro-trachéale chez 5 patients (38,5%), médiastinale antérieure et postérieure chez 4 patients (30,8%), hilaire et en interbronchique chez 4 patients chacune (30,8%) et sous-carénaires chez 3 malades (23,1%).

De plus, il a été noté des ADP abdominales au niveau du hile hépatique chez 4 patients (30,8%). Des adénomégalies coelio-mésentériques ont été retrouvées chez 3 patients (23,1%) et rétro-péritonéales chez 1 patient (7,7%).

D'autre part, la TDM permet de mettre en évidence d'autres localisations de la TB.

Ainsi, dans l'étude de Hochedez P (3), 58% des patients immunocompétents présentent une atteinte extra-ganglionnaire associée, l'atteinte pulmonaire étant la plus fréquente avec 53%.

L'étude de Lanoix JP (84) a trouvé d'autres localisations tuberculeuses associées dans 21,9% des cas (n= 7) parmi eux 6 patients présentent une TB pulmonaire associée, ± osseuse (n= 1) ou urogénitale (n= 1).

Selon l'étude de Fain O (4), 11% des cas de TB ganglionnaire sont associés à une TB pulmonaire.

57

Dans notre étude, une autre localisation tuberculeuse associée à la TB ganglionnaire a été notée dans 40,9%. Il s'agissait d'une TB pulmonaire dans 66,7%, TB thyroïdienne dans 16,7%, TB pleurale dans 11,1%, TB splénique dans 11,1% et TB rénale dans 5,6%.

III-2- Echographie cervicale

Les aspects échographiques de la TB ganglionnaire sont rarement décrits dans la littérature. Les différentes publications se sont intéressées à souligner l'apport de l'échographie dans la différenciation entre un processus malin et un processus bénin particulièrement la tuberculose (85, 86, 87, 88).

a- Topographie

La distribution échographique de l'atteinte ganglionnaire diffère selon le processus pathologique (89).

L'étude de Marcy PY (90) a souligné l'intérêt de connaître les sites radio-cliniques des masses ganglionnaires pour pouvoir s'orienter vers un diagnostic.

L'étude de Khanna R (91) atteste que les données échographiques peuvent parfois aider dans le diagnostic positif de la TB ganglionnaire.

Ying M (92, 93) ont démontré que les groupes ganglionnaires les plus touchés par l'atteinte tuberculeuse sont les groupes sus-claviculaires et spinaux.
Dans un autre travail du même auteur (94), l'atteinte tuberculeuse était plutôt sus-claviculaire (15%).

Dans notre série, l'atteinte de la chaine jugulo-carotidienne est la plus fréquente notée chez 84,8% des patients, suivie par la chaine spinale décrite dans 36,4% des cas, puis la chaine sus-claviculaire dans 6,1% des cas. Nous avons constaté de plus que la topographie de l'atteinte ganglionnaire à l'échographie est superposable à celle de l'examen physique.

b- Siège

L'étude d'Ahuja AT (8), portant sur 33 patients ayant une TB ganglionnaire, a constaté que les ADP tuberculeuses sont principalement de distribution bilatérale notée dans 60,6% des cas. L'unilatéralité a été notée dans 39,4% des cas.

Les résultats de notre étude montrent la prédominance des ADP bilatérales (54,5% d'ADP bilatérales versus 45,5% d'ADP unilatérales).

c- Forme

Les caractéristiques échographiques des adénopathies orientent vers le caractère malin ou bénin de l'atteinte (86, 87, 88). La forme des ADP est une caractéristique échographique intéressante.

L'étude de Kuna SK (85) a montré que les ADP détectées à l'échographie sont de forme ovalaire. En effet, l'adénite tuberculeuse se présente à l'échographie sous forme d'agglomérat d'ADP ovalaires (89).

Cependant, les travaux de Ying M (92, 93) incluant l'étude de la forme des ADP tuberculeuses stipulent que la forme ronde est plutôt en faveur de l'origine tuberculeuse de l'atteinte.

Notre étude a montré que 90,9% des patients (n= 30) ont des ADP ovales et 2 malades (6,1%) ont à la fois des ADP rondes et ovales.

d- Echo-structure

L'étude de Khanna R (91) stipule que l'élément essentiel à étudier pour la distinction du processus pathologique du ganglion est son écho-structure. Ces ganglions peuvent avoir une écho-structure hétérogène rapportée dans 63% des cas (8) ou hypoéchogène à centre hyperéchogène décrite dans 99% des cas (7), qui sont souvent le reflet de la bénignité de l'atteinte ganglionnaire.

Ghfir I (6) a conclu que la perte de l'échogénicité du hile ganglionnaire est plutôt en faveur d'une atteinte maligne.

Ying M (7) a conclu que l'aspect hypoéchogène à centre hyperéchogène qui est faussement rassurant, est fréquemment retrouvé lors d'une atteinte tuberculeuse ganglionnaire.

L'aspect nécrosé est fortement évocateur de TB car il ne peut être rencontré lors de néoplasie qu'à un stade très avancé (92).

L'hypoéchogénicité est expliquée par la présence de nécrose intra-nodale (95).

L'étude de Marcy PY (90) a montré que l'aspect hypoéchogène à centre hyperéchogène est témoin d'un processus inflammatoire sur une architecture ganglionnaire normale.

Ailleurs, plusieurs études ont souligné l'apport du doppler couleur dans l'étude des caractéristiques sémiologiques des ADP au cours de la TB ganglionnaire (86).

Ahuja AT (96) a démontré qu'une faible résistance du flux hilaire ou même l'absence de vascularisation hilaire visible au doppler couleur est en faveur de la TB.

L'étude de Dudea SM (87) a décrit les critères relatifs au doppler qui aident à orienter vers l'origine tuberculeuse des ADP : présence ou l'absence de flux sanguin, la distribution et la localisation des vaisseaux ...

Notre étude a montré que l'écho-structure hypoéchogène homogène est l'aspect le plus décrit, notée dans 50,5%.
L'aspect hypoéchogène à centre hyperéchogène a été retrouvé chez 48,48% des patients et 9,09% des patients ont présenté des ADP hypoéchogènes hétérogènes.
L'aspect nécrosé a été retrouvé chez 2 patients.

IV- EVOLUTION CLINIQUE ET ÉCHOGRAPHIQUE

A notre connaissance, aucune étude pilote n'a porté sur l'évolution clinique et/ou échographique de la TB ganglionnaire.
L'étude de Ying M (7) a conclu que l'échographie, examen non invasif et reproductible, est plus sensible (96,8%) que la palpation (73,3%) pour la détection des ADP cervicales. Elle permet de rechercher la présence d'adénomégalies tout au long du processus thérapeutique.

Esen G (9) a souligné l'apport de l'échographie cervicale dans la prise en charge de la TB ganglionnaire. C'est un outil d'aide à la décision pour le clinicien car il permet de déterminer les caractéristiques des ADP.

Cependant, le travail de Chau I (97) a montré que la clinique demeure le principal moyen d'exploration de la région cervicale. Elle permet l'étude des caractéristiques des masses ganglionnaires palpées pour l'orientation diagnostique et l'évaluation thérapeutique.

Notre série a montré la supériorité de l'échographie par rapport à la clinique dans l'appréciation du nombre total de ganglions (51 versus 40 ADP à J0). Cette supériorité persiste jusqu'à la fin du traitement à l'exception de 2 périodes : 4 et 9 mois. Cela pourrait être expliqué par le fait que l'exploration radiologique ne concerne pas forcément les patients ayant des ADP à la clinique.

L'évolution de l'atteinte tuberculeuse ganglionnaire se solde généralement par la diminution du nombre d'ADP perçues cliniquement ou échographiquement. La guérison est l'évolution la plus fréquente. Le taux de guérison a été estimé à 100% dans l'étude de Pang SC (98) et à 74% dans le travail de Memish ZA (99).

Au cours du traitement anti-tuberculeux, plusieurs travaux attestent la présence de réaction paradoxale (26, 27, 100) qui se traduit le plus souvent par une augmentation du nombre d'ADP ou l'apparition de fistulisation.

Dans les travaux de Froissart A (101) et Michaux C (102), la réaction paradoxale a été définie comme une aggravation clinique ou radiologique des lésions sous traitement bien conduit.

Les études de Hochedez P (3) et Rakotoarivelo RA (103) ont décrit cette réaction essentiellement chez les patients séropositifs.
Dans l'étude de Cho OH (100), il a été démontré que la réaction paradoxale n'est pas propre à l'immunodéprimé mais peut également toucher les immunocompétents.

Dans notre étude, le nombre total des ADP est en baisse cliniquement et échographiquement témoignant d'une évolution favorable vers la guérison. Au cours du traitement antituberculeux, une augmentation du nombre d'ADP a été relevée à l'échographie à 6 mois de traitement (de 30 ADP à 4 mois à 41 ADP à 6 mois). De plus, le nombre de patients ayant des ADP fistulisées cliniquement a doublé entre 2 mois et 4 mois (de 4 à 8 patients).

L'étude de Douala-Mouteng C (104) a conclu que même après guérison, la persistance d'ADP à la clinique n'est pas rare.

Dans le suivi post-thérapeutique, la présence d'ADP résiduelles est relevée dans la littérature à hauteur de 10% des cas dans l'étude de Campbell I A (105).

Ces ADP ont été retrouvées dans 15,2% dans le travail de Lanoix JP (84, 106).

En 1990, l'étude de Jawahar MS (107) a retrouvé 30% des patients ayant des ADP résiduelles contre 15% dans l'étude de Cheung WL (108).

Dans notre série, 30% des patients ont des ADP persistantes à 6 mois après arrêt du traitement et 15,4% des cas à de 1 an. Ces pourcentages sont largement dépassés dans les données échographiques. En effet, après arrêt du traitement, notre étude a montré que 75% des patients ont présenté des ADP à 6 mois et 70% à 1 an.

Cet écart entre les résultats cliniques et échographiques pourrait être expliqué par la persistance d'ADP résiduelles profondes visibles uniquement à l'échographie.

Dans l'étude de Deoskar RB (109), la persistance clinique et surtout échographique des ADP résiduelles soulève le problème de la durée du traitement et de son efficacité vu le développement des souches multi-résistantes.

La revue de la littérature atteste qu'une durée de 6 mois ne donne pas plus de rechute.

Cependant, l'étude de Lanoix JP (84) a montré que la durée moyenne du traitement est de 10,9 mois.

Cette durée a été confirmée par l'étude de Tattevin P (110) selon laquelle la durée moyenne du traitement dépasse les six mois.

Antoine D (111) a souligné que 64% des patients étudiés ayant une TEP ont bénéficié d'une durée du traitement allant de 5 à 8 mois. Cet auteur a décrit une durée du traitement supérieure à 9 mois dans 32% des cas.

Dans notre série, 70,5% des patients (n= 31) ont eu traitement anti-tuberculeux pour une durée totale de 8 mois.

CONCLUSIONS

La tuberculose (TB) constitue un problème de santé publique dans le monde malgré les progrès thérapeutiques et préventifs. Son incidence est en perpétuel augmentation surtout avec la recrudescence de l'infection VIH. La tuberculose (TB) ganglionnaire représente près de 50% de l'ensemble des localisations extra-pulmonaires de la tuberculose. Le diagnostic est d'autant plus facile quand il s'agit d'une atteinte cervicale. La place de l'échographie cervicale dans le bilan et le suivi de la TB ganglionnaire est mal définie.

Dans le but d'analyser les aspects cliniques et échographiques de la TB ganglionnaire cervicale au début et au cours du traitement anti-tuberculeux, nous avons mené une étude prospective en simple aveugle, dans le service de pneumologie Pavillon C en collaboration avec le service de radiologie de l'hôpital Abderrahmen El Mami Ariana durant la période allant de janvier 2000 à décembre 2011 chez des patients pris en charge pour TB ganglionnaire cervicale. Le bilan initial, s'est basé sur l'interrogatoire, l'examen physique précisant les caractéristiques sémiologiques des ADP (topographie, siège, consistance, fistulisation et inflammation cutanée) et les signes associés (masses pariétales, anomalies à l'auscultation, syndrome pleurétique, signes neurologiques,...), la radiographie du thorax, un bilan biologique et une échographie cervicale.

Sous traitement anti-TB, les patients étaient suivis à 2 mois, 4 mois, 6 mois, à l'arrêt du traitement (8 mois, 9 mois, 10 mois, 11 mois ou 12 mois) et après arrêt du traitement (6 mois et 12 mois). A chaque visite de contrôle, les patients ont eu le même jour un examen clinique précisant les caractéristiques sémiologiques des ADP et leurs évolutions et une échographie cervicale.

L'échographie cervicale a précisé dans tous les cas la topographie des ADP : jugulo-carotidienne (JC), sous angulo-maxillaire (SAM), spinale (SP) et/ou sus-claviculaire (SC), leur siège (unilatéral ou bilatéral), leur forme (ovale et/ou ronde), leur écho-structure (hypoéchogène à centre hyperéchogène, hypoéchogène homogène, hypoéchogène hétérogène, nécrosée, calcifiée, liquifiée ou fistulisée) et l'apparition de nouveaux groupes ganglionnaires sous traitement.

Seuls les résultats de l'échographie cervicale pratiquée avant de démarrer le traitement antituberculeux sont récupérés par le clinicien, les autres résultats pratiqués en cours de traitement sont archivés par le radiologue.

Quarante quatre patients ont été inclus dans cette étude. L'âge moyen des patients était de 37,7 ans (13 à 72 ans) et plus de la moitié (68,2%) des patients sont âgés entre 20 et 49 ans. Le sexe masculin était prédominant avec un sexe ratio égal à 3. Des antécédents personnels et familiaux de tuberculose pulmonaire étaient notés dans 4 (9,1%) et 6 cas (13,6%). Une comorbidité était rapportée dans 21 cas (47,7%), dominée par l'hypothyroïdie (19%), les troubles psychiatriques (14%) et l'anémie ferriprive (14%). Quatorze patients (32%) était tabagiques avec une consommation moyenne de 20 paquets années (20 PA). L'éthylisme (n= 1), la toxicomanie (n= 1) et le séjour en milieu carcéral (n= 1) ou à l'étranger (n= 4) étaient rarement décrits. Neuf patients (43%) ont déclaré une consommation régulière de lait non pasteurisé. En plus de la tuberculose ganglionnaire, il s'y associait une localisation pulmonaire dans 12 cas (66,7%), thyroïdienne dans 3 cas (16,7%), pleurale dans 2 cas (11,1%), splénique dans 2 cas (11,1%) et rénale dans 1 cas (5,6%). L'apparition d'une tuméfaction cervicale était le principal motif de consultation constaté dans 84% des cas.

A l'examen physique, 33 patients (75%) avaient des ADP cervicales. L'atteinte ganglionnaire était unilatérale dans près de ¾ des cas et intéressait la chaine JC dans 20 cas (60,6%), SAM dans 13 cas (39,4%), SC dans 4 cas (12,1%) et SP dans 3 cas (9,1%). Des ADP de consistance ferme étaient notées dans 23 cas (70%) touchant les chaines JC (43,3%) et SAM (36,7%). La radiographie du thorax avait montré des anomalies évocatrices de tuberculose dans 15 cas (34%). A la tomodensitométrie, des ADP médiastinales étaient rapportées dans 12 cas, associées à des ADP hilaires et inter-bronchiques respectivement dans 4 cas (31%) et à des ADP abdominales profondes dans 8 cas (33%).

Trente neuf patients (88,6%) ont eu une échographie cervicale avant traitement anti-TB. Elle était normale chez 6 patients (15,4%). Ailleurs, l'échographie cervicale a permis de détecter plus d'ADP que l'examen physique (51 versus 40).

Comparativement à l'examen physique, la chaîne JC représentait la localisation la plus fréquente (84,8%) avec un nombre plus élevé d'ADP à l'échographie (28 versus 20). Les chaînes SP et SAM étaient atteintes dans 12 cas (36,4%) et 9 cas (27,3%). Ailleurs, le nombre des ADP SAM et SC était plus élevé à l'examen clinique (9 versus 13 et 2 versus 3). A l'examen clinique, l'atteinte ganglionnaire était unilatérale dans 75,8% des cas, alors qu'à l'échographie l'atteinte était bilatérale dans plus de la moitié des cas (54,5%). La forme ovalaire était prédominante, rapportée dans 30 cas (90,9%). L'étude de l'échostructure avait révélé essentiellement un aspect hypoéchogène homogène (51,5%) et/ou un aspect hypoéchogène à centre hyperéchogène (48,5%). La fistulisation et la nécrose étaient rarement décrites : 2 à l'examen clinique versus 1 à l'échographie cervicale.

Sous traitement anti-TB, une disparition progressive des ADP était constatée aussi bien à l'examen clinique qu'à l'échographie. La diminution du nombre des ADP avait touché toutes les chaînes ganglionnaires. Le nombre des ADP molles, a transitoirement augmenté au 4ème mois du traitement, puis a diminué progressivement à partir de 8 mois et à la fin du traitement, il ne persistait aucune ADP molle. Le nombre de patients ayant des adénopathies fistulisées a doublé à 2 mois et 4 mois puis a diminué progressivement.

Ainsi, à la fin du traitement, 43 patients (97,7%) présentaient un examen physique normal et 1 seul patient (2,3%) a gardé des ADP à 12 mois de traitement.

Après arrêt du traitement, 6 patients avaient présenté à l'examen physique des ganglions infra-centimétrique au contrôle de 6 mois.

Au terme de ce travail, nous pouvons conclure que :

- L'examen physique est l'étape clé dans le diagnostic positif et le suivi de la TB ganglionnaire.

- Comparativement aux données de la littérature, l'atteinte de la chaine JC est prédominante.

- Dans le bilan initial de la TB ganglionnaire, l'échographie cervicale est plus sensible que l'examen physique permettant une meilleure cartographie des adénopathies, une étude précise de l'échostructure qui pose un diagnostic différentiel avec les ADP métastatiques. Ainsi, son indication serait obligatoire avant de démarrer le traitement.

- Par contre, c'est l'examen physique qui permet de mieux détecter la fistulisation que l'échographie.

- L'échographie cervicale semble non indispensable pour le suivi de la maladie et pour juger de l'arrêt du traitement. Elle serait indiquée en cas de persistance ou apparition de nouvelles adénopathies sous traitement anti-TB bien conduit.

Bibliographie

1- Le bureau directeur de la Ligue Nationale Contre la Tuberculose et les Maladies Respiratoires. La Tuberculose Toujours Présente. Journée Mondiale Contre la Tuberculose 2012.

www.liguerespir.org.tn/fr/JOURNEE MONDIALE CONTRE LA TUBERCULOSE2012.pdf

2- Kashyap RS, Shekhawat SD, Nayak AR, Purohit HJ, Taori GM, Daginawala HF. Diagnosis of tuberculosis infection based on synthetic peptides from Mycobacterium tuberculosis antigen 85 complex. Clin Neurol Neurosurg 2013;115:678–83.

3- Hochedez P, Zeller V, Truffot C, Ansart S, Caumes E, Tubiana R et al. Caractéristiques épidémiologique cliniques biologiques et thérapeutiques de la tuberculose ganglionnaire observée chez des patients infectés ou non par le VIH. Pathol Biol 2003;51:496-502.

4- Fain O. Tuberculose extra-thoracique. Rev Prat 2002;52:2127-32.

5- Fain O, Lortholary O, Lascaux V, Amoura I, Babinet P, Beaudreuil J et al. Extrapulmonary tuberculosis in the northeastern suburbs of Paris: 141 cases. Euro J of Internal Med 2000;11:145-50.

6- Ghfir I, Bellaoui W, Ouboukdir R, M'hamdi F, El Mesbahi I, Serroukh F et al. Lymphadénite tuberculeuse cervicale simulant une métastase ganglionnaire d'un carcinome papillaire de la thyroïde. À propos d'un cas. Médecine Nucléaire 2012;36:637-9.

7- Ying M, Ahuja AT. Ultrasound of neck lymph nodes: How to do it and how do they look? Radiography 2006;12:105-17.

8- Ahuja AT, Ying M, Evans R, King AD, Metreweli C. The Application of Ultrasound Criteria for Malignancy in Differentiating Tuberculous Cervical Adenitis from Metastatic Nasopharyngeal Carcinoma. Clin Radiol 1995;50:391-5.

9- Esen G. Ultrasound of superficial lymph nodes. Eur J Radiol 2006;58:345-59.

10- Baroux N, D'Ortenzio E. La tuberculose à la Réunion: caractéristiques épidémiologiques issues des déclarations obligatoires, 200-2007. Med Mal Infect 2010;40:12–7.

11- Direction des soins de santé de base. Ministère de la santé publique, République Tunisienne. Programme National de lutte contre la Tuberculose. Guide de prise en charge de la tuberculose PNLT 2011.

12- May T, Bevilacqua S, Dailloux M. Dans quels cas penser à la tuberculose chez l'adulte? Med Mal Infect 2003;33:130-4.

13- Ralisata Ravolamanana L, Rabenjamina FR, Ralison A. Les formes extra-thoraciques de la tuberculose en milieu hospitalier à Mahajanga (Madagascar). Arch Inst Pasteur Madagascar 2000;66:13-17.

14- Mirza S, Restrepo BI, McCormick J, Fisher-Hoch SP. Diagnosis of tuberculosis lymphadenitis using a polymerase chain reaction on peripheral blood mononuclear cells. Am J Trop Med Hyg 2003;69:461-5.

15- Hanson RA, Thoongsuwan N. Scrofula. Curr Probl Diagn Radiol 2002;31:227-9.

16- Ajmi Th, Tarmiz H, Bougmiza I, Gataa R, Knani H, Mtiraoui A. Profil épidémiologique de la tuberculose dans la région sanitaire de Sousse de 1995 à 2005. Revue Tunisienne d'Infectiologie 2010;4:18-22.

17- Ben Said H. La tuberculose ganglionnaire: aspects cliniques et évolutifs à propos de 63 cas. Thèse de doctorat en médecine Tunis 2000:284.

18- Ben Ghars K. Aspects épidémiologiques, cliniques et évolutifs des tuberculoses extra-pulmonaires (à propos de 95 cas). Thèse de doctorat en médecine Tunis 2007:266.

19- Purohit MR, Tehmina M, Odd M, Lisbet S. Gender differences in the clinical diagnosis of tuberculous lymphadenitis-a hospital-based study from Central India. Int J Infect Dis 2009;13:600-5.

20- Zaatar R, Biet A, Smail A, Strunski V, Page C. Tuberculose lymphonodale cervicale: prise en charge diagnostique et thérapeutique. Annales d'otolaryngologie et chirurgie cervico-faciale 2009;126:250-5.

21- Golden MP, Vikram HR. Extrapulmonary Tuberculosis: An Overview. Am Fam Physician 2005;72(9):1761-8.

22- Hemdani N. La tuberculose ganglionnaire. Thèse de doctorat en médecine Tunis 2010:130.

23- Lienhardt C. From Exposure to Disease: The Role of Envirommental Factors in Susceptibility to and Development of Tuberculosis. Epidemiologic Reviews 2001;23:288-301.

24- Lienhardt C, Rowley J, Manneh K, Lahai G, Needham D, Milligan P et al. Factors affecting time delay to treatment in a tuberculosis control programme in a sub-Saharan African country: the experience of The Gambia. Int J Tuberc Lung Dis 2001;5:233-9.

25- Ilgazli A, Boyaci H, Basyigit I, Yildiz F. Extrapulmonary Tuberculosis: Clinical and Epidemiologic Spectrum of 636 Cases. Arch Med Res 2004;35:435-41.

26- Geldmacher H, Taube C, Kroeger C, Magnussen H, Kirsten DK. Assessment of Lymph Node Tuberculosis in Northern Germany: A Clinical Review. Chest 2002;121:1177-82.

27- Wei YF, Liaw YS, Ku SC, Chang YL, Yang PC. Clinical Features and Predictors of a Complicated Treatment Course in Peripheral Tuberculosis Lymphadenitis. J Formos Med Assoc 2008;107:225-31.

28- Khan R, Harris SH, Verma AK, Syed A. Cervical Lymphadenopathy: Scrofula revised. J Laryngol Otol 2008;123:764-7.

29- Ben Regba M. Tuberculose ganglionnaire: Problème diagnostic. Etude rétrospective à propos de 160 cas. Thèse de doctorat en médecine Tunis 2000:47.

30- Zouari A. Tuberculose ganglionnaire périphérique: étude de 53 cas. Thèse de doctorat en médecine Sfax 2007:25-17.

31- Comstock GW, Livesay VT, Woolpert SF. The prognosis of a positive tuberculin reaction in childhood and adolescence. Am J Epidemiol 1974;99:131-8.

32- Billy C, Perronne C. Aspects cliniques et thérapeutiques de la tuberculose chez l'enfant et l'adulte. Maladies Infectieuses 2004;1:81-98.

33- Institut national de la santé et de la recherche médicale (Inserm). Tuberculose: Place de la vaccination dans la maîtrise de la maladie. Rapports d'Expertise Collective 2004;1-24.

34- Weiler Z, Nelly P, Barucbin AM, Oren S. Diagnosis and Treatment of Cervical Tuberculous Lymphadenitis. J Oral Maxillofac Surg 2000;58:477-81.

35- Salem M. La tuberculose extra-pulmonaire: étude rétrospective à propos de 45 cas. Thèse de doctorat en médecine Monastir 2001:821.

36- Cissoko Y, Diallo DA, Baby M, Sidibé AT, Dembélé M, Diallo AN et al. Place de la ponction à l'aiguille fine du ganglion lymphatique dans le diagnostic d'adénopathies mycobactériennes au Mali. Med Mal Infect 2002;32:519-24.

37- Rajasekaran S, Gunasekaran M, Jayakumar DD, Jeyaganesh D, Bhanumathi V. Tuberculous cervical lymphadenitis in HIV positive and negative patients. Indian J Tuberc 2001;48:201-4.

38- Hamza N. La tuberculose dans un service de médecine interne (à propos de 280 cas). Thèse de doctorat en médecine Sfax 1995:883.

39- Braune D, Hachulla E, Brevet F, Alfandari S, Gosselin B, Hatron PY, Devulder B. La tuberculose ganglionnaire en France chez l'adulte non immunodéprimé: une pathologie qui reste d'actualité. Rev Med Interne 1998;19:242-6.

40- Fraisse P. Diagnostic des infections tuberculeuses latentes (sujets sains, sujets immunodéprimés ou amenés à l'être). Rev Mal Respir 2012;29:277-318.

41- Mazza-Stalder J, Nicod L, Janssens JP. La tuberculose extra-pulmonaire. Rev Mal Respir 2012;29:566-78.

42- Ngilimana PJ, Metz T, Munyantore S, Mureganshuro JMV, Noël H, Roels H. Tuberculose ganglionnaire chez les séropositifs pour VIH-1en Afrique Centrale. Un tableau histopathologique particulier. Ann Pathol 1995;15:38-44.

43- Barthwal MS, Rajan KE, Deoskar RB, Sharma SK. Extrapulmonary Tuberculosis in Human Immunodeficiency Virus Infection. MJAFI 2005;61:340-1.

44- Kipp AM, Stout JE, Hamilton CD, Van Rie A. Extrapulmonary tuberculosis, human immunodeficiency virus, and foreign birth in North Carolina. BioMed Central Public Health 2008;8:107-17.

45- Kinde-Gazard D, Anagonou YS, Gninafon M, Tawo L, Josse R. Les adénopathies cervicales d'origine tuberculeuse: Aspects épidémiologique, diagnostique et thérapeutique au Centre National Hospitalier de Pneumophtisiologie de Cotonou. Med Afr Noire 1997;44:90-4.

46- Touré NO, Dia Kane Y, Diatta A, Ba Diop S, Niang A, Ndiaye Emet al. Tuberculose et diabète. Rev Mal Respir 2007;24:869-75.

47- Bayahia R, Balafrej L, Alouan S. La tuberculose chez les patients hémodialysés. Médecine du Maghreb 1991;28:15-7.

48- Dautzenberg B, Frechet-Jachym M, Maffre JP, Cardot E, Grignet JP. Quand ne pas appliquer le traitement standard de la tuberculose maladie? Rev Mal Respir 2004;21:3875-97.

49- Lund RJ, Koch MJ, Oldemeyer JB, Meares AJ, Dunlay RW. Extrapulmonary tuberculosis in patients with end stage renal disease--two case reports and a brief review. Int Urol Nephrol 2000;32:181-3.

50- Chou KJ, Fang HC, Bai KJ, Hwang SJ, Yang WC, Chung HM. Tuberculosis in maintenance dialysis patients. Nephron 2001;88:138-43.

51- Simon TA, Paul S, Wartenberg D, Tokars JI. Tuberculosis in Hemodialysis Patients in New Jersey: A Statewide Study. Infect Control Hosp Epidemiol 1999;20:607-9.

52- Hassine E, Marniche K, Hamida J, Hassine K, Bouaziz A, Ben Mustapha MA et al. Tuberculose des patients hémodialysés en Tunisie. Néphrologie 2002;23:135-40.

53- Link BG, Phelan J. Social Conditions As Fundamental Causes of Disease. J Health Soc Behav 1995;35:80-94.

54- Meddeb R. Tuberculose ganglionnaire cervicale à propos de 103 cas. Thèse de doctorat en médecine Tunis 2004:178.

55- Boulahbal F, Robert J, Trystram D, De Benoist AC, Vincent V, Jarlier V et al. La tuberculose humaine à Mycobactérium Bovis en France durant l'année 1995. Institut de Veille Sanitaire. Bulletin Epidémiologique Hebdomadaire (BEH) 1998;48:1-7.

56- Underner M, Perriot J, Peiffer G, Ouedreaogo G, Gerbaud L, Meurice JC. Tabac et tuberculose maladie. Rev Mal Respir 2012;29:978-93.

57- Underner M, Perriot J, Peiffer G, Ouedreaogo G, Trosini-Desert V, Meurice JC et al. Tabagisme et infection tuberculeuse latente. Rev Mal Respir 2012;29:1007-16.

58- Underner M, Perriot J. Tabac et tuberculose. Presse Med 2012;41:1171-80.

59- Trosini-Desert V, Germaud P, Dautzenberg B. Exposition à la fumée du tabac et risque infectieux bactérien. Rev Mal Respir 2004;21:539-47.

60- Bah H, Cisse FA, Camara LM, Diallo OH, Diallo M, Sow OY. Prévalence de la tuberculose en milieu incarcéral à Conakry, République de Guinée. La revue de médecine légale 2012;3:146-50.

61- Isnard H, Cochet A. Tuberculose dans les maisons d'arrêt en Île-de-France: enquête prospective, 1er juillet 2005-30 juin 2006. Institut de Veille Sanitaire 2007:42.

62- Manuel de la tuberculose. Ligue pulmonaire suisse. Office fédéral de la santé publique 2007:74.

63- Meredith S, Watson JM, Citron KM, Cockcroft A, Darbyshire JH. Are health care workers in England and Wales at increased risk of tuberculosis? BMJ 1996;313:522-5.

64- Kenyon TA, Valway SE, Ihle WW, Onorato IM, Castro KG et al. Transmission of multidrug resistant Mycobacterium tuberculosis during a long airplane flight. N Engl J Med 1996;334:933-8.

65- Bayazit Y, Bayazit M, Namiduru M. Mycobacterial Cervical Lymphadenitis. ORL 2004;66:275-80.

66- Sharma M, Agarwal S, Wadhwa N, Mishra K, Gadre DJ. Spectrum of cytomorphology of tuberculous lymphadenitis and changes during anti-tubercular treatment. Cytopathology 2007;18:180-3.

67- Roubaud-Baudron C, Godard M, Greffard S, Boddaert J, Verny M. Rev Med Interne 2009;30:403.

68- Ndeikoundam Ngangro N, Chauvin P, Halley des Fontaines V. Les déterminants du délai de diagnostic de la tuberculose dans les pays aux ressources limitées. Rev Epidemiol Sante Publique 2012;60:47-57.

69- Fuin Roye A. Les Délais Diagnostiques de la Tuberculose en Isère. Thèse de doctorat en médecine Grenoble 2011:46.

70- Bem H. Human immunodeficiency virus-positive tuberculous lymphadenitis in Central Africa: clinical presentation of 157 cases. Int J Tuberc Lung Dis 1997;1:215-9.

71- Lacut JY, Dupon M, Paty MC. Tuberculoses extra-pulmonaires: revue et possibilités de diminution des délais d'intervention thérapeutique. Med Mal Infect 1995;25:304-20.

72- Chao SS, Loh KS, Tan KK, Chong SM. Tuberculous and nontuberculous cervical lymphadenitis: A clinical review. Otolaryngol Head Neck Surg 2002;126:176-9.

73- Philbert RF, Kim AK, Chung DP. Cervical Tuberculosis (Scrofula): A Case Report. J Oral Maxillofac Surg 2004;62:94-7.

74- Song JY, Cheong HJ, Kee SY, Lee J, Sohn JW, Kim MJ et al. Disease spectrum of cervical lymphadenitis: Analysis based on ultrasound-guided core-needle gun biopsy. J Infect 2007;55:310-6.

75- Clevenbergh P, Maitrepierre I, Simoneau G, Raskine L, Magnier JD, Bergmann JF et al. Lymph node tuberculosis in patients from regions with varying burdens of tuberculosis and human immunodeficiency virus (HIV) infection. Presse Med 2010;39:223-30.

76- Benjelloun H, Zaghba N, Rahibi I, Bakhatar A, Yassine N, Bahlaoui A et al. La tuberculose ganglionnaire médiastinale (à propos de 52 cas). Rev Mal Respir 2012;29:128.

77- Rachid H, El Biaze M, Loudadssi F, Bakhatar A, Yassine N, Alaoui-Yazidi A et al. La tuberculose ganglionnaire médiastinale (à propos de 22 cas). Rev Mal Respir 2006;23:127.

78- Ayed AK, Behbehani NA. Diagnosis and treatment of isolated tuberculous mediastinal lymphadenopathy in adults. Eur J Surg 2001;167:334-8.

79- Lazarus AA, Thilagar B. Tuberculous Lymphadenitis. Dis Mon 2007;53:10-5.

80- Chen YM, Lee PY, Su WJ, Perng RP. Lymph node tuberculosis: 7-year experience in Veterans General Hospital, Taipei, Taiwan. Tuber Lung Dis 1992;73:368-71.

81- Simo R, Leslie A. Differential diagnosis and management of neck lumps. Otolaryngol Head Neck Surg 2006;24:312-22.

82- El Bied B, Afif H, Mokahli S, Aichane A, Bouayad Z, Bellekhal N. La tuberculose ganglionnaire : à propos de 240 cas. Rev Mal Respir 2007;24:27.

83- Bellakhdar M. Tuberculose ganglionnaire cervicale à propos de 311 cas. Thèse de doctorat en médecine Sousse 2007:2481.

84- Lanoix JP, Douadi Y, Borel A, Andrejak C, El Samada Y, Ducroix JP et al. Traitement de la tuberculose ganglionnaire: des recommandations à la pratique. Med Mal Infect 2011;41:87-91.

85- Kuna SK, Bracic I, Tesic V, Kuna K, Herceg GH, Dodig D. Ultrasonographic Differentiation of Benign From Malignant Neck Lymphadenopathy in Thyroid Cancer. J Ultrasound Med 2006;25:1531-7.

86- Ahuja AT, Ying M, Ho SY, Antonio G, Lee YP, King AD et al. Ultrasound of malignant cervical lymph nodes. Cancer Imaging 2008;8:48-56.

87- Dudea SM, Lenghel M, Botar-Jid C, Vasilescu D, Duma M. Ultrasonography of superficial lymph nodes: benign vs. malignant. Med Ultrason 2012;14:294-306.

88- Fodor D. Improving lymph nodes ultrasonographic characterization – the role of elastography. Med Ultrason 2012;14:269-70.

89- Ahuja AT, Ying M. Sonographic Evaluation of Cervical Lymph Nodes. AJR 2005;184:1691-9.

90- Marcy PY, Sanglier J, Marcotte-Bloch C, Chappellier C. Echographie diagnostique des ganglions cervicaux de l'adulte. Journal de Radiologie 2009;90:1339.

91- Khanna R, Sharma AD, Khanna S, Kumar M, Shukla RC. Usefulness of ultrasonography for the evaluation of cervical lymphadenopathy. World J Surg Oncol 2011;9:29-33.

92- Ying M, Ahuja AT. Sonography of Neck Lymph Nodes. Part II: Abnormal Lymph Nodes. . Clinical Radiology 2003;58:359-66.

93- Ahuja AT, Ying M. Sonographic Evaluation of Cervical Lymph Nodes. AJR 2005;184:1691-9.

94- Ying M, Ahuja AT, Evans R. Cervical lymphadenopathy: sonographic differentiation between tuberculous nodes and nodal metastases from non-head and neck carcinomas. J Clin Ultrasound 1998;26:383-9.

95- Yoshida H, Yusa H, Ueno EI, Tohno E, Tsunoda-Shimizu H. Ultrasonographic Evaluation of Small Cervical Lymph nodes in Head and Neck Cancer. Ultrasound in Med. & Biol. 1998;24:621-9.

96- Ahuja AT, Ying M, Yuen HY, Metreweli C. Power Doppler Sonography of Cervical Lymphadenopathy. Clinical Radiology 2001;56:965-9.

97- Chau I, Kelleher MT, Cunningham D, Norman AR, Wotherspoon A, Trott P et al. Rapid access multidisciplinary lymph node diagnostic clinic: analysis of 550 patients. Br J Cancer 2003;88:354-61.

98- Pang SC. Mycobacterial lymphadenitis in Western Australia. Tuber Lung Dis 1992;73:362-7.

99- Memish ZA, Mah MW, Al Mahmood S, Bannatyne RM, Khan MY. Clinico-diagnostic experience with tuberculous lymphadenitis in Saudi Arabia. Clin Microbiol Infect 2000;6:137-41.

100- Cho OH, Park KH, Kim T, Song EH, Jang EY, Lee EJ et al. Paradoxical responses in non-HIV-infected patients with peripheral lymph node tuberculosis. J Infect 2009;59:56-61.

101- Froissart A, Pagnoux C, Chérin P. Lymph node paradoxical enlargement during treatment for tuberculous spondylodiscitis (Pott's disease). Joint Bone Spine 2007;74:292-5.

102- Michaux C, Vandenhende MA, Bernard N, Lacoste D, Bonnet F, Morlat P. Une réaction paradoxale sous traitement antituberculeux. Rev Med Interne 2010;31:84-193.

103- Rakotoarivelo RA, Vandenhende MA, Michaux C, Morlat P, Bonnet F. Réactions paradoxales sous traitement antituberculeux chez des personnes non infectées par le VIH: quatre nouvelles observations et revue de la littérature. Rev Med Interne 2013;34:202-8.

104- Douala-Mouteng C, Coche E, Deprez P, Collard PH, Sempoux CH, Fiasse R. Un cas de tuberculose ganglionnaire abdominale et thoracique particulièrement difficile à traiter. Louvain Médical 2004;123:99-103.

105- Campbell IA, Ormerod LP, Friend JA, Jenkins PA, Prescott RJ. Six months versus 9 months chemotherapy for tuberculosis of lymph nodes: final results. Respir Med 1993;87:621-3.

106- British Thoracic Society Research Commitee. Short course chemotherapy for tuberculosis of lymph nodes: a controlled trial. BMJ 1985;290:1106-8.

107- Jawahar MS, Sivasubramanian S, Vijayan VK, Ramakrishnan CV, Paramasivan CN, Selvakumar V et al. Short course chemotherapy for tuberculous lymphadenitis in children. BMJ 1990;301:359-62.

108- Cheung WL, Siu KF, Ng A. Six-month combination chemotherapy for cervical tuberculous lymphadenitis. J R Coll Surg Edinb 1990;35:293-5.

109- Deoskar RB, Sengupta B, Rajan KE, Barthwal MS, Falleiro JJJ, Sharma SK. Study of Drug Resistant Pulmonary Tuberculosis. MJAFI 2005;61:245-8.

110- Tattevin P. Tuberculosis treatment in 2007. Med Mal Infect 2007;37:617-28.

111- Antoine D, Che D. La surveillance des issues de traitement antituberculeux. Institut de Veille Sanitaire. Paris 2012.

ANNEXES

Nom :   Prénom :   Age :   Sexe :

DM :   **Profession :**   **Etat civil :**

Nombre d'hospitalisations :   **Durée d'hospitalisation :**

Antécédents :

Tuberculose :   Diabète :   HTA :   Valvulopathie :   Cardiopathie :

BPCO :   KBP :   DDB :   Corticothérapie :   Immunosuppresseurs :

Autres :

Habitudes :

Tabac (PA) :   Narguilé :   Alcool :   Toxicomanie (type) :

Exposition Tabouna :   Neffa :   Consommation de lait frais :

Séjour en prison (durée):   Séjour à l'étranger (durée/pays):

Moyens de confirmation de la tuberculose ganglionnaire :

Cyto-ponction :   Examen direct :   Culture :

Histologie :   Autres

Autres localisations de la tuberculose :

Pulmonaire :   Pleurale :   ORL :   Thyroïde :   Osseuse :

Péritonéale :   Splénique :   Hépatique :   Uro-génitale :

Neuro-méningée :   Organe hématopoïétique :

Signes fonctionnels :

AEG :   Amaigrissement :   Anorexie :   Asthénie :

Toux :   Expectorations :   Hémoptysie :   Dyspnée :

Tuméfaction cervicale :   Autres :

Examen physique :

Poids :   Taille :   FR :   FC :   TA :   Température :

Examen pleuro-pulmonaire :

Examen des aires ganglionnaires :

		J0				2 mois				4 mois				6 mois				Arrêt du ttt (8, 9, 10, 11 ou 12 mois)				6 mois après arrêt ttt				1 an après arrêt ttt			
		JC	SAM	SP	SC	JC	SAM	SP	SC	JC	SAM	SP	SC	JC	SAM	SP	SC	JC	SAM	SP	SC	JC	SAM	SP	SC	JC	SAM	SP	SC
Topographie																													
Siège	Unilatérale																												
	Bilatérale																												
Fistulisation	Fistulisée																												
	Non Fistulisée																												
Constance	Ferme																												
	Dure																												
	Molle																												

80

Autres signes physiques :

Bilan radiologique :

Echographie cervicale :

	J0				2 mois				4 mois				6 mois				Arrêt du ttt (8, 9, 10, 11 ou 12 mois)				6 mois après arrêt ttt				1 an après arrêt ttt			
	J C	SA M	S P	S C	J C	SA M	S P	S C	J C	SA M	S P	S C	J C	SA M	S P	S C	J C	SA M	S P	S C	J C	SA M	S P	S C	J C	SA M	S P	S C
Topographie																												
Siège — Unilatéral																												
Siège — Bilatéral																												
Forme — Ovale																												
Forme — Ronde																												
Echo-structure — Hyper																												
Echo-structure — Hétéro																												
Echo-structure — Homo																												
Echo-structure — Calci																												
Echo-structure — Nécro																												
Echo-structure — Fistul																												

81

Radiographie thoracique :

Nodules :   Infiltrat :   Lobite :   Excavation :   Opacité pleurale :

Elargissement médiastinal :   Opacité hilaire :

Elargissement du hile :   Autres :

Echographie abdominale :

TDM thoraco-abdominal :

Siège : inter-bronchiques :   pédiculaires/hilaires :   latéro-trachéale
(Dte/Gche) :

        médiastinales ant gche :   para-oesophagiennes :   diaphragmatique :

        sous-carénaires   rétro-péritonéales :   autres :

Taille :   < 10mm   >10mm

ADP nécrosée :   oui/non

Micro-nodules :   Excavation : Bronchiolite cellulaire :   Condensation
alvéolaire :

Epanchement pleural :   Ostéite :   Autres :

Schéma thérapeutique :

H :   R :   Z :   S ou E :   Durée :

H/R :   Durée :   Durée totale du
traitement :

HRZE :   Durée :

HR :   Durée :

Traitement de 2ème ligne :   oui/non   Type de médicaments et
durée :

Evolution clinique des adénopathies :

Stable :   augmentation de la taille :   diminution de la taille :

Fistulisation :   Disparition complète :

Evolution bactériologique :

Type de liquide biologique :   ED :   Culture :

BK sensible :   BK résistant :

Complications :

Effets secondaires du traitement :   Apparition d'une autre localisation :

Autres :

Recul :

Observance :   Tolérance :

Autres :

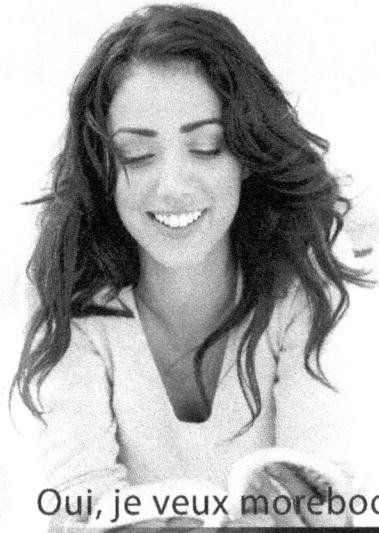

www.ingramcontent.com/pod-product-compliance
Lightning Source LLC
Chambersburg PA
CBHW021119210326
41598CB00017B/1502